U0282080

大脑习惯

潜意识成功的科学

(Phillip John Campbell)
[美] 菲利普·约翰·坎贝尔——著
韦思遥——译

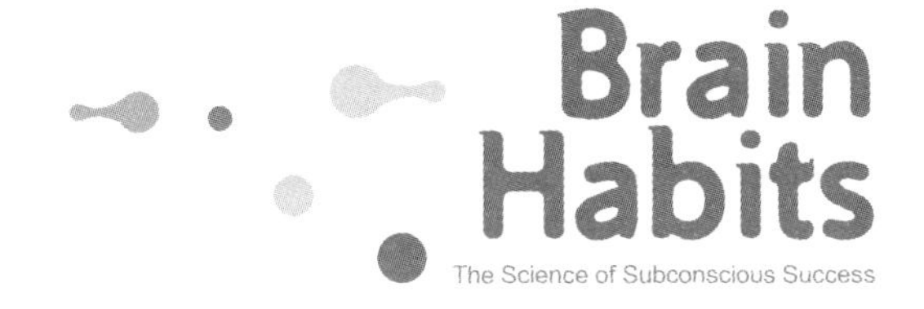

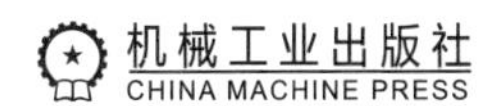

我们的大脑就像一个应用程序，但大多数人不知道它究竟是如何运作的。应用程序需要不断迭代更新，我们的大脑软件也需要升级，以适应这个充满干扰的快节奏世界。

《大脑习惯》是一本大脑的使用说明书，帮助我们运用潜意识的巨大力量获取成功。书中以大脑左右半球的功能区分为基础，归纳出了潜意识成功的四大支柱，提出十种至关重要的无意识思维习惯，帮助读者培养流体思维能力，实现大脑的平衡运行。最终获得适应性、敏捷性、绩效表现和领导能力等关键表现的提升。

图书在版编目（CIP）数据

大脑习惯 ： 潜意识成功的科学 / （美） 菲利普·约翰·坎贝尔（Phillip John Campbell） 著 ； 韦思遥译. 北京 ： 机械工业出版社， 2024. 10. -- ISBN 978-7-111-76482-3

Ⅰ. R338.2-49

中国国家版本馆 CIP 数据核字第 20246WQ305 号

机械工业出版社（北京市百万庄大街 22 号 邮政编码 100037）
策划编辑：廖 岩　　责任编辑：廖 岩 刘林澍
责任校对：龚思文 李 婷　　责任印制：郜 敏
三河市航远印刷有限公司印刷
2025 年 1 月第 1 版第 1 次印刷
145mm×210mm · 8.25 印张 · 1 插页 · 226 千字
标准书号：ISBN 978-7-111-76482-3
定价：59.00 元

电话服务
客服电话：010-88361066
010-88379833
010-68326294
封底无防伪标均为盗版

网络服务
机 工 官 网：www.cmpbook.com
机 工 官 博：weibo.com/cmp1952
金 书 网：www.golden-book.com
机工教育服务网：www.cmpedu.com

本书的赞誉

在当今这个时代，从噪声中剥离出信号的需求愈显急迫，所以《大脑习惯》将是一本必读之作。书中介绍的实战方法直指问题核心。这本书专注于讲解地球上最不可思议的机器——人类大脑——背后的科学。对大脑及其运作模式的理解使我在个人生活和职业生涯中获益匪浅。阅读、改变、成功——一切尽在其中。

乔伊・加布斯（Joe Garbus）

PVH 执行副总裁兼全球人才管理负责人

成功几乎从来都不是一个人的事儿。从世界级运动员身上，我能非常清晰地感受到这一点：运动员需要一支由教练、医生和营养师组成的团队，辅以针对性的训练，才能缔造可持续的巅峰表现。在职场上，我们也需要以类似的方式来实现成长、取得业绩。《大脑习惯》不仅帮助我们更新了已有的认知，而且提供了有效的工具来帮助我们改变学习的方法。这就仿佛给你的大脑制订了一个训练计划，好的训练计划能够帮助运动员获得巅峰表现。类似地，在正确的大脑辅导上投入足够的时间，能够提升大脑的专注能力，助力大脑在最佳状态下运转。这种视角的转换会带来行动上的改变，即我们通过新颖的培训和成长计划来实现个人潜力最大化的路径和方法将会改变。

薇琪・扎尔钦（Vickie Zalkin）

某顶级全球管理咨询公司高级人力资源和运营执行官

大多数人能够顺利地步入成年阶段，成家立业、步步高升……一路走来却对大脑的工作原理知之甚少，一想到这里我就觉得非常不可思议。我们不断宣扬人类大脑是地球上最强大的力量，能够推动宏大的内外部变革，然而许多人甚至完全不知道如何有意识地思考，更别说对大脑的潜意识部分善加利用了。而《大脑习惯》恰好对这个主题进行了引人入胜而又发人深省的探讨。

里克·奥尔夫德（Rick Orford）
Travel Addicts Life 联合创始人和执行制作人
畅销书《经济独立的千禧一代》（*The Financially Independent Millennial*）作者

“如果你的大脑是一款应用程序，你会购买吗？”这是坎贝尔在《大脑习惯》一书中向读者提出的一个看似简单但又很有必要的问题。这个问题又引发了一个更深刻的问题，即我们究竟该在哪些方面投入资源。我们对技术升级的追求有着近乎本能的冲动。那么，为什么我们对大脑却能接受一个相对较低的标准呢？《大脑习惯》揭示了认知发展的机制以及认知资本的未来。

乔纳森·摩根（Jonathan Morgan）
Symend 首席增长官

我们正在步入日益复杂的、颠覆性与日俱增的时代，《大脑习惯》这样的书籍变得越来越有必要，但是这样的书却是凤毛麟角。坎贝尔捕捉到了关于无意识思维习惯的科学，及其对职业业绩和个人表现所产生的巨大影响。在当今这种纷纷扰扰的背景下，我们必须审视自己的内心并积极主动地促成发展，其重要性已不容忽视。

强·戴维斯（Jon Davies）
光年资本总经理、人才主管

坎贝尔的著作《大脑习惯》非常了不起！通过对大脑的意识范畴和“难以触碰”的潜意识范畴进行科学的探索，坎贝尔颠覆了我们对自己大脑的先入之见。如果你想要变得适应性更强、想要成为更善于学习的人或者想要发挥更大的潜能，那么你一定用得到这本书！

格伦·霍珀（Glenn Hopper）
Sandline Global首席财务官
畅销书《深度金融》（*Deep Finance*）作者

阅读这本书的过程非常愉悦！《大脑习惯》可谓是一段探索之旅，带我们逐渐走近对神经科学、神经可塑性的相关发现，并教我们利用潜意识大脑来培养更高效的学习模式。十分出色！

塔玛拉·奈尔（Tamara Nall）
The Leading Niche创始人和首席执行官

对我来说，《大脑习惯》最有影响力的部分是潜意识成功的四大支柱框架。坎贝尔的研究与整本书所探讨的各种概念完美地融为一体。这本书为那些真正想要了解大脑工作原理的读者提供了有力且实用的资源，因此它毫无疑问将在思想界拥有一席之地。在优化认知表现这一领域，本书可谓达成了一项不容忽视的成就。值得一提的是，它以一种非常平易近人而又轻松愉快的方式实现了这一了不起的成就，让读者能够轻松阅读。

苏格拉底·希梅内兹（Socrates Jimenez）
"健康服务"公司市场增长与运营执行官

事实是静态的，而知识是流动的，知识很快就会过时。知识经济正在兴起，知识经济中用来承载价值的"货币"就是可迁移的技能。我强烈推荐《大脑习惯》一书。它为读者提供了丰富的见解，重点介绍了在大脑内部运作的认知组织及其对我们日常生活的实际影响。高效思考者和敏捷学习者的价值只会不断增加，对此投入精力和努力是必不可少的。

加里·沃特利（Garry Whatley）
商务服务部总监

这是一段引人入胜的旅程，带领我们深入了解我们的大脑如何运转及其原因——更重要的是，它让我们理解了为什么我们的无意识思维习惯会影响我们的表现。读完《大脑习惯》之后，思考的脚步还会继续前行！

肖恩・约哈尔（Shawn Johal）
Elevation Leaders 商业发展教练
畅销书《快乐领袖》（*The Happy Leader*）作者

你是否想知道自己的大脑是如何运转的？有助于实现最佳大脑表现、创新和美好生活的关键过程是什么？你或许能在《大脑习惯》一书中找到答案，它对学习的机制进行了精彩的诠释。你的大脑是一个神奇的奇迹；你难道不好奇如何才能更好地、更高效地利用大脑吗？

马尔・里克茨（Mar Ricketts）
GuildWorks 校长

《大脑习惯》就像是傻瓜版的神经科学！作者清晰简洁的写作风格巧妙地平衡了大量的信息、概念和策略。我感觉我能够逐渐开始理解大脑的复杂性，而又不用陷入无穷无尽的学术术语所制造的理解困难中。

里克・伊万诺维奇（Rick Yvanovich）
TRG 首席执行官

感谢我的妻子和商业伙伴 Susan，多年来她一直鼓励着我创作这本书，也感谢爱我、支持我的孩子们——Alyssa 和 Matthew。

感谢我的父母，Bruce 和 Morva Campbell，他们一直鼓励着我。在我的学生时代他们不断让我接触新的环境，给了我发展适应能力和敏捷性的机会。

前　言

总的来说，大多数人对大脑感到着迷，特别是对自己的大脑如何运转感到格外好奇；但是，绝大多数人对大脑知之甚少。因此，我想与大家分享我与本书作者的这段旅程，告诉大家我如何更好地理解了大脑的运转机制、与之相关的思维模式和思维习惯及其对我们的职业生涯和个人生活所产生的深刻影响。

菲利普·约翰·坎贝尔是一名认知科学家，他花了 25 年时间与高级管理者们一起工作，致力于提升他们的认知能力。我和他相识于 2016 年，彼时正值他首次在纽约落地推广业务。当时，我是波士顿咨询集团（Boston Consulting Group，BCG）驻纽约地区的管理合伙人，这里是 BCG 全球最大的办公场所。在企业里工作了近 30 年后，我在人才评估和人才发展方面已经算得上见多识广。然而，坎贝尔关于流体思维、晶体知识以及我们的大脑如何思考、如何学习、如何适应的讲述标新立异，引起了我的兴趣，因为我一直对创新的概念抱持开放的态度。

作为管理合伙人，我始终非常清楚，我们的业务 100%聚焦于人力资源方向，我们的全部关注点都在于我们能够吸引、留住、培养和激励什么人。我们的业务完全依赖于我们的思考能力——关于新技术、新市场、客户竞争的新方式的思考——然后再帮助我们的客户以不同的方式思考。我们的一位共同的朋友邀请我参加英格玛 FIT（enigmaFIT）在纽约举办的小型早餐发布会，我在那里遇到了一家大型财富 500 强公司的全球人才负责人，她是演讲嘉宾。她分享了她的流体思维评估过程，也分享了自己通过参加英格玛 FIT 的大脑发展计划来提升自己的认知能力、适应能力、敏捷性和灵活性的经验。

菲利普先发制人，他问我们对自己大脑的工作机制有多少了解，以及我们所习得的思考和学习模式是怎样的。有些勇敢者试图回答这些问题，但情况很快就变得显而易见——我们对此都知之甚少。他乘胜追击进一步发起挑战，他让我们找出业务中是否还有其他符合以下条件的重要的资产——即使我们不了解其工作原理，也尚未学会如何有效地使用它，我们仍会毫不犹豫地接受它。

演讲嘉宾分享了流体思维测试如何帮她准确地识别了自己的认知优势，更重要的是如何帮她认识到自己的认知阻碍。在她看来，获得这些洞见就犹如拥有了自己的个性化大脑手册。更为重要的是，她声称，测试之后的发展计划使她能够迅速有效地消除许多认知阻碍，从而建立起更具创造力、洞察力且更高效的思维能力——这帮助她一路晋升到了级别更高且更具影响力的职位。与会者都对职业发展这一领域非常熟悉，他们都同意其他任何发展计划都比不上英格玛 FIT，因为只有后者能够破解根本的问题，因为英格玛 FIT 是唯一一个专注于理解流体思维的发展计划。

我知道放手一搏的时机到了，我的人力资源总监和我决定试上一试。我们都发现这个测试跟我们以前做过的任何评估都不太一样，它的准确性和洞察力令我们大为震惊。我们迅速扩大了参与该计划的范围，把我们的高潜力合伙人——无论是高级合伙人还是新秀合伙人——都纳入进来。随着时间的推移，所有人都体会到了这种真正独特的职业发展模式所带来的回报。甚至在五年之后，我仍然能够从参与者那里收到热烈的反馈，他们表示该计划仍然在对他们产生深远的影响。同样的，我们还把参与机会分享给了我们的许多客户管理团队，他们也在持续不断地为英格玛 FIT 计划点赞，并且通过参与该计划取得了巨大的成功。

我总觉得这种工作模式——评估而后培训——有点类似于新瓶装旧酒。但是菲利普给了我一记“醍醐灌顶”，他帮助我意识到虽然我擅长解决复杂问题，但是我习惯于依赖一些常用技巧，而这些技巧有可能排除掉了潜在的更好的选择。但是相比于这个顿悟本身，那个让我产生深刻领悟的过程才是真正影响深远的。当时我们在谈论拼图（这是我的一个爱好），坎贝尔挑战了我的固有习惯，他让我摒弃定位拼图边缘并按颜色分类的习惯性策略，再想出一种不同于以往的替代策略。上个月我刚刚得知，一名年轻女性赢得了拼图比赛，她的策略就是从中间开始拼。

无论你是想提高自己的思维能力，还是想增强自己的认知能力、适应力、敏捷性、灵活性，以便能够积极应对这个不断变化的世界抑或是你所负责的组织内的人才发展，我都会向你推荐这本书。

这本书能够帮助你更好地了解自己的大脑及其工作方式，请享受你的阅读吧！

罗斯・洛夫（Ross Love）
波士顿咨询公司纽约分公司董事总经理（2015—2018）
Turton House Group 非执行董事兼创始人（2019 至今）

作者手札

本书以通俗易懂的方式阐释严肃的大脑科学。我们将会用到几个框架，而我搭建这些框架的目的是帮助你理解认知的潜力以及大脑的自动操作能力。

《大脑习惯》分为六个部分。第一部分是一个概览，主要介绍近几十年来我们对脑科学的理解发生了哪些变化，进而解释这些新的见解对传统的学习方式和教育方法提出了哪些挑战。在第一部分，我提出了一个新的框架，用于理解支撑我们思维过程的潜意识大脑有哪些习惯，同时介绍了我自己的关于人类思考、学习和适应的理论。

接下来的四个部分描述了我的框架中的每个支柱，我称之为潜意识成功的四大支柱。每个支柱最多包含三个大脑习惯，我称之为无意识思维习惯。

最后，第六部分介绍了解锁大脑潜力的方法，由此实现大脑左右半球的最佳平衡，平衡大脑的心智敏捷度、认知能力和适应性状态，有助于缔造最佳表现。

由于我的模型已经根据商业领袖们的需求进行了专门的调整，为了便于理解，我已经用更直观、更简单的商业语言取代了脑科学中的大部分专业术语。不过，在我的框架中仍有某些术语有其具体的含义，我已经在本书末尾的术语表中囊括了这些术语，以便你进行参考。

整本书中，我经常会通过打比方和类比的方式来阐述各种原则。我还会用讲故事的方式进行叙述，以期更贴近读者，更引人入胜。虽然我大量借鉴了客户的案例文档来启发读者，但是文中的角色并非真实存在的人物。相反，他们是基于几个人物及其表现出的相似特征整合而成的虚构人物。借由这几位整合角色，我能够描述出现实生活中的各种情况，同时也不会损害相关人员的隐私和匿名性。我希望读者能在这些故事中看到自己或者身边人的影子。

我鼓励你去探索一种关于“思维”的新思维方式。

引　言

如果你的整个未来都建立在某种你一无所知的东西之上，那是一种怎样的体验？

对大多数人来说，大脑就是最宝贵的资产。你的成功就仰仗你的大脑。然而，和大多数人一样，你大概并不知道自己的大脑是如何运转的，也不知道如何改善它。只可惜，没有谁生来就拥有一本关于大脑的使用说明书。但是，如果有人能给你一本定制版的说明书，手把手教你升级你的大脑，那该多好啊。拜脑科学领域的最新研究所赐，我们现在还真能做到这件事儿，而且时机恰到好处。

当今世界正在飞速前进。持续不断的颠覆性事件正在全球范围内发生。在过去几年里，几乎每个人都以某种方式受到了新冠疫情的影响，但这只是开始。人工智能等数字技术正在改变公司的业务模式。整个世界都面临着巨大的挑战，如供应链问题、原油和能源价格飙升、俄乌冲突、难以抑制的通货膨胀和气候变化等。但是痛苦还不止如此。

我们在个人生活中也都在应对各种颠覆性事件。在后疫情时代，许多人发现自己仍然在努力适应居家办公的工作模式，与此同时许多人却对返回办公室工作不太感兴趣。几年来，与朋友、家人和同事的物理隔离以及持续不断的焦虑使数百万人的精神疲惫不堪，持续的变化以及由此产生的压力不断挑战着人们的韧性。

公司不再仅凭专业知识来招聘人才，而是更注重员工的思维能力以及员工学习和适应的速度。

更糟糕的是，第四次工业革命已经来临，它带来的威胁是：我们

的工作技能可能不再适应时代的需求。工作的本质正在飞速演变。根据 EAB 的数据，职业技能的半衰期已经缩短到五年了。随着技术的快速进步，企业中那些之前由人类完成的程序化工作，正在越来越多地由计算机和机器人来替代执行。这些技术增加了非常规技能的价值。因此，公司不再仅凭专业知识来招聘人才，而是更注重员工的思维能力以及员工学习和适应的速度。

历史上从未有过这样一个时期，我们需要领导者拥有更强的适应性和敏捷性。他们需要学得更快，把问题解决得更好，更善于随机应变。最重要的是，领导者需要更善于处理他们从未遇到过的新状况。

不幸的是，面对职业生涯和个人生活中不断上演的颠覆性事件，大多数人缺乏应对和处理的能力。如果你仅凭既有的知识和过去的经验来应对，就不可能在颠覆性的环境中茁壮成长。你需要变换思考和学习的方式，并且更高效地对知识加以利用。

在不久的将来，职业成功与否将取决于个人是否熟练掌握了流体技能——如复杂问题解决、分析思维和批判性思维等。企业比以往任何时候都更需要具有韧性和灵活性的人才。在 2025 年以后的世界里，以下这些能力将定义未来顶尖人才的素质特征：具有创造力——能够创新、能够发明、能够重构；具有社交能力——能够与他人合作；懂自我领导又懂领导组织——能够激励员工取得成功。

尽管对流体技能的需求正在以前所未有的速度增长，然而雇主们并没有投注足够的资源来重新培训自己的员工。Accenture 在 2018 年开展的一项调查显示，据来自全球各地的高管估算，只有 1/4 的员工做好了与智能机器一起工作的准备。尽管各类组织在 2016 年至 2017 年间对智能技术的支出涨幅超过了 60%，但是只有 3%的受访组织打算在接下来的一年中大幅增加培训支出。对于那些正在想办法获得相应技能的员工来说，这个消息简直是五雷轰顶，因为这些技能不仅可以帮他们保住目前的工作，更有可能帮他们晋升到更高级的领导职位。

传递出来的信息一目了然：那些想要在职业生涯中取得进步的人，需要对自己的教育和成长进行投资。但是，在这样一个正在经历颠覆性革命的世界中，什么样的培训项目可以教人茁壮成长？传统的大学教育已经不再足够，而且取得学位需要花上好几年时间。如今，我们甚至连追赶进度的时间都不够。试错学习或许是个选择，但是同样耗时又费力，而且通常代价高昂。这还没完，你获得的任何知识和技能都有可能很快过时，在这场不断获取新知识和新技能的无尽角逐中总是落得个望尘莫及的结果。

那么，我们该如何阻止这种疯狂？好在，想要赢得这场比赛，并不要求你必须成为最聪明的那一个，也不需要你把海量信息塞进大脑来获得竞争优势。赢得比赛的关键在于成为更高效的思考者以及更灵活的学习者，其路径就是基于神经科学的原理利用好你的潜意识大脑与生俱来的自我重塑能力。

约翰·瑞迪（John Ratey）在他的著作《大脑使用手册》（*A User's Guide to the Brain*）的引言部分提到：

我们有 1 000 亿个神经元，每一个神经元都可能与其他神经元建立 1 个到 10 000 个突触连接。这意味着一个大脑中可能存在非常多种不同的连接模式，其理论数量大约为 40 000 000 000 000 000——四亿亿……如果说突触连接强度的变化（不仅仅是不同的突触排列模式）是表征世界的主要机制，而每个突触有——比方说——10 种不同的连接强度，那么一个大脑中不同的电化学配置模式将达到一个令人震惊的数字——亿亿级。这是一个难以想象的庞大数字：大多数天体物理学家所计算出的宇宙体积大约是 10 的 87 次方，单位是立方米。

如果把大脑想象成一座冰山，意识只是冰山露出水面的一角，而潜意识则是隐藏在水下的巨大山体。这就是为什么我更关注潜意识大脑——具体来说，潜意识就是我们自动执行的大脑习惯，我们甚至对此没有察觉。我把这些隐藏的强大力量称为**无意识思维习惯**（subconscious thinking habits）。无意识思维习惯构成了我们的思维过程，而这些思维过程决定着我们如何思考、如何学习、如何适应，以及我们看待世界和与世界互动的方式。

市面上有很多旨在帮助你养成新习惯的书籍和课程，不过它们都专注于有意识的思维习惯。换句话说，它们采用的是传统方式，即依赖大脑中以语言为基础的左半球来传递信息。然而，这种方法没有利用你的习惯。我的方法截然不同。这本书并没有想要告诉你如何改变自己的习惯，相反，本书想要告诉大家**改变自己的思维**是可能的。通过改变思维可以达到一种认知上的熟练状态，即使在巨大的压力之下，这种认知熟练度也能使你的大脑轻松地保持高效能状态运转。

《大脑习惯》旨在帮助你了解大脑的各种可能性，从而让你明白你可以通过优化大脑左右半球的平衡来对大脑进行升级。这不是一本教你如何获得潜意识成功的自助指南，因为认知发展的过程是高度个性化的，而且是极其微妙的。相反，这本书通过一种新颖而坦率的方式来解释那些严肃的科学，并且告诉你为什么发展自己的无意识思维习惯能够为你带来深远的、可持续的行为变化，而这会为你的个人生活和职业生涯带来更大成就。

作为一名认知科学家，我的行事风格向来稍显不同，这本书也不例外。我坚定不移地相信每个人的大脑都需要升级，这样才能在现如今不断变化的世界中保持装备性能最优，从而帮助我们茁壮成长。作为这个星球的子民，我们如果能够集体升级我们大脑的学习引擎，那么我们学习新知识和新技能的能力将会大幅提升，而且成效卓著。

我为高管们提供大脑辅导已有 25 年经验，在此期间我见证了惊人的转变。客户们实现了华丽的转身——突破职业天花板，年收入成倍增长，最终实现工作与生活的平衡——见证这样的蜕变也激发了我的激情，给我带来了巨大的喜悦。我希望这本书能够帮助更多的人开始解锁自己的全部潜能，并充分优化自己的表现。

我们的大脑喜欢听故事。故事是我们学习和记忆信息的主要方式之一。实际上，很久以前我就领悟到，只有科学而没有故事就好比只有工作而没有娱乐一样。这就是为什么这本书几乎每个章节都会讲故事。通过讲故事，我们为科学的宣讲提供了更贴近生活的场景。

在生活中，我们往往习惯以非好即坏、非黑即白的方式看待事物，但是我邀请你在阅读这本书的过程中尝试接受“灰色地带”。当你阅读这些故事时，请保持一颗探究的心，看看它们与你有着怎样的关联，或者这个故事是否会让你想起你认识的人。我们难免会为某些特质贴上积极或消极的标签，请抵御住这种冲动的诱惑。力争做到默默观察，静待回响。

目　录

第一部分

大脑的最优版本

第一章

大脑：是幸运的巧合还是刻意的安排？

如果你的大脑是一个应用程序，你会购买吗？

在我的职业生涯中，我担任过首席执行官、大脑辅导导师，也曾拥有认知科学家的身份，我与许多领导者交谈过。我的职业生涯中有过一个关键性的时刻——我与一位名为艾米莉亚（Amelia）的商业领袖的对话，虽然彼时我还尚未意识到其关键性。

我在一个社交活动中偶然遇到了艾米莉亚。我们曾经相识，见到她熟悉的面孔让我感到非常开心。艾米莉亚是一家全球金融机构的高级执行官，我发现她聪明、好奇而且见解深刻。在闲聊了几分钟之后，我们把对话转向了她的职业目标。艾米莉亚告诉我她很快乐，并且她成功地推动了她所在的业务单元的增长。然而，她现在面临着一个常见的商业挑战：如何保持住这种增长势头？

我专注地倾听了艾米莉亚的详细阐述：她认为自己的思维模式在她的成功经验中起到了至关重要的作用，但是现在她发现很难提出新的想法。她需要升级自己的思维模式才能维持当前的发展趋势，但是该怎么升级呢？

艾米莉亚一边说着，我一边感受着那个清爽的秋日午后逐渐消逝的阳光对我思绪的抚慰。突然，一个想法闪现在我脑海中：可以把大脑比作智能手机的应用程序，这是一个绝妙的比喻！

“如果大脑以及与之相关的功能就像是智能手机里的应用程序呢？”

艾米莉亚疑惑地看着我，“你的意思是，就像一个大脑应用程序？”

我点了点头，问道：“如果你的大脑是一个应用程序，你会购买吗？”

艾米莉亚沉思了一会儿，发出了一个含混的“嗯”声，告诉我她对这个概念持开放态度。然后，她微笑着说：“可能不会购买我目前这个版本的大脑应用，但如果是一个全新的升级版本，我可能会买。有这种可能性吗？”

“当然有可能。”我向她保证道。

“如何实现？”她怀着浓厚的好奇追问道。

“让我给你讲一个故事……”

当前的大脑应用程序：一个幸运的巧合？

几年前，我在一次跨国首席财务官（CFO）大会中主持一场论坛，我从与会观众中找了一个志愿者。我想找一个幽默感强、自我稳定并且具有较高韧性的人。从部分与会者那边爆发出一片笑声，还没容我反应过来，只见埃利奥特（Elliott）已经站在了我身边。尽管他看似不太情愿，但能够被同事们推荐出来似乎也令他蛮高兴的。

我先请埃利奥特与大家分享分享他对 CFO 角色的见解。他强调这份工作对思维的严谨性有很高要求，并描述了 CFO 们所面临的挑战，比如说 CFO 们既要从预防性的角度管理风险又要对新机遇和增长进行考量，并且要在两种视角之间灵活迅速地来回切换。听众纷纷表示赞同。

“你是否认为你的大脑和你的思维能力是两项最重要的职业资产？”我问道。

埃利奥特坚定地点了点头。

“你是否认同上述二者是你作为 CFO 所需要的最关键资产，而且它们决定着你未来的职业发展？”

他回答道："当然认同。"

"我也认同。"我说。但这时我们的对话迎来了转折。我问了他一个关键问题："那么，埃利奥特，你能不能告诉我……你的大脑表现如何？"

他毫不犹豫地回答说，他的大脑表现不太好。他的回答引发了与会者们鼓励性的笑声和掌声。当笑声渐渐平息下来，埃利奥特补充道："老实说，我确实不太了解我的大脑是如何工作的；无论表现是好是坏，反正它一直转着呢。"

我进一步追问："你能不能回忆起来，你学过应该如何思考和学习吗？"

埃利奥特回答说："没有人教过我。思考和学习就是自然而然的事儿，每个人都是如此。我想，这是一个幸运的巧合吧。"

轻松的笑声回荡在整个房间里。埃利奥特是一个出色的志愿者，他对我的问题做出了颇具幽默感的反应，于是我继续发表了最后一段评论。

你认为你的大脑和思维能力是你职业生涯中最重要的个人资产。但是，尽管大脑是你最重要的资产，你竟不知道它是如何运转的。

"埃利奥特，容我复述一下，看看我对刚才所听到的内容是否总结得正确。你认为你的大脑和思维能力是你职业生涯中最重要的个人资产。但是，尽管大脑是你最重要的资产，你竟不知道它是如何运转的。没有人教过你如何以更优的方式运用自己的大脑来进行思考和学习。这些核心资产——你的大脑和你的思维——的发展和进步只是一场'幸运的巧合'。"

场面一度陷入沉默。埃利奥特的坚韧和善良面临着考验，我们都能看出来他显然对此感到不太舒服。观众们一边等待着他的回答，一边互相窃窃私语，有些人发出了紧张的笑声。

埃利奥特努力镇定下来，然后说道："你把我们的对话总结成那个样子，着实有点令人不安。我觉得我大概不会用那种方式来表达我的观点。但是平心而论，你的逻辑确实难以反驳。"

埃利奥特确实表达了一个重要观点，他承认从来没有谁教过自己该如何思考或学习。一切似乎都要碰运气，但是，这真的是一场幸运的巧合吗？如果埃利奥特的大脑运转良好，那么这可能称得上是幸运的巧合，但是我们的测试结果显示事实并不尽然。

埃利奥特的老师们和教授们肯定曾经试图去塑造他的学习能力，但是他们并没能以一种清晰明了的方式教导他如何去思考和学习。当然，既然埃利奥特能够成为一名 CFO，他显然在发展自己的思维方面小有成就。只可惜，他并没有有意识地去发展自己的思维技能。

如果我们想要锻炼出比较理想的思维能力，就必须采取有意识的手段。职业的发展和长远的成就都取决于能否采用最优的思维方式，而且随着角色的变化和职级的提升，这方面的需求只增不减。

升级你的大脑应用程序完全是有可能的

与艾米莉亚分享完这个故事，我说："埃利奥特的大脑应用程序是偶然的成就而非有意的设计，大多数高管和企业家都是如此。他们都需要升级大脑的应用程序。"

艾米莉亚感叹了一声，回答道："即使我的大脑是一个可以升级的应用程序，我对实现方式仍然一无所知，我甚至不知道从哪里着手做起。"

"我们所有人都加载着一款颇具偶然性的大脑应用程序游荡在这世间，"我解释道，"我们的大脑可没有用户使用手册——我们只是按照自己的思维模式去思考，顺其自然。不过，我们的大脑和生活中的大多数事物一样，是可以改变的。我们可以重新设计我们的大脑应用程序。"

艾米莉亚非常好奇，问道："怎么重新设计？"

"利用神经科学和认知科学的研究成果，"我说道，"你可以生成自己的大脑用户手册。我研发了一套方法，可以用来测试人们的潜意识思维能力，识别每个人的思维和行为偏离点。一旦我们能够知晓究竟是什么导致大脑出现故障，我们就可以对故障背后的潜意识思维能力进行重新编码，进而将这些偏差转化为优势。”

艾米莉亚略带思索地歪了歪头，问道：“你的意思是，我们虽然在思考，但是我们却对自己的思维方式一无所知？”

“是的，”我解释道，“潜意识思维的运作没有上升到意识层面。随着时间的推移，这些潜意识过程以一种不经意的方式发展成习惯，这就是为什么我称之为‘无意识思维习惯’。无意识思维习惯决定着我们以何种方式处理信息、思考、学习、行动和适应。”

艾米莉亚睁大了眼睛。“哇，太神奇了！”她惊叹道，“但是你怎么知道你的这套方法是否有效呢？”

“因为我的很多客户已经成功地升级了他们的大脑应用程序，”我回答道，“升级后不仅客户们的后测分数得以显著提高，而且他们也反馈说由于大脑能够更良好地运转，他们的整个生活都发生了改变。大多数人在接受大脑辅导后每天可以增加一小时的生产力，而且许多人也被提拔到了更高级的职位。”

“哇，我明白你为什么称之为升级了！”艾米莉亚打趣道，“你所讲的都非常有意思。你能告诉我它的原理吗？”

于是，我开始讲解认知的发展历程。跟生活中的大多数事物一样，这得从出生讲起……

大脑应用的发展历程

许多儿童早期发展理论的先驱为我们奠定了非常坚实的基础，帮助我们去理解早期大脑如何开始自我编码——建立思考和学习方式的根系。

我喜欢把大脑想象成一个基础操作系统，在整个操作系统之中编码着无数的例行程序（routine），它们帮助我们解析信息并与外界刺激进行互动。为了理解这个比喻，有必要先了解什么是例行程序。从计算机科学的角度来看，例行程序是指一个较大的程序中所包含的一部分计算机代码，它负责执行特定任务，其运行也相对独立。例行程序的本质是执行任务的一系列指令。不同程序也可以调用相同的例行程序，而不限制通过什么渠道来执行任务。

在我们的整个童年阶段，随着我们的成长和发展，我们的大脑会随机地编码各种例行程序。我们的社会和文化环境以及我们的经历塑造了这些大脑例行程序的编码方式。所以，在我们这个比喻中，可以说人类一出生就拥有一套类似于 Windows 操作系统或 mac 操作系统的基础大脑操作系统。

以儿童习得语言的过程为例。在孩子们的操作系统中天然预编码了一套关于语言习得的例行程序。语言的习得和发展是相当复杂的，这一过程的复杂性难以言喻。然而，无论孩子身处什么样的社会环境或文化环境，每个孩子的大脑中肯定都嵌入了语言技能的习得能力，这是基础操作系统的组成部分。

我们的大脑就像世界级运动员的身体一样，如果希望它能发挥最佳水准，就少不了专业的训练。

想想看，你婴儿时期的大脑在一定程度上决定着你当前的大脑应用，那么可想而知它肯定需要升级。艾米莉亚和埃利奥特的故事告诉我们，大脑及其成长、学习和适应的能力都是至关重要的财富。既然如此，我们会顺理成章地产生这样一个疑问：我们为什么不像专业运动员尊重自己的身体那样尊重并支持自己的大脑呢？想想看，世界级运动员会聘请教练、科学家、医生、生理学家和营养师来为自己的身体提供充分的支持。他们很清楚，如果想要赢得金牌，必须付出巨大的努力，这些努力远比仅仅进行一些常规训练和每天坚持健康饮食要更艰辛。我们的大脑就像世界级运动员的身体一样，如果希望它能发挥最佳水准，就少不了专业的训练。

有关认知发展的科学

我们的大脑应用程序是在童年期和青少年期以自组网方式发展起来的，让·皮亚杰（Jean Piaget）的认知发展理论为该观点提供了理论依据。皮亚杰最早对“智力是固定的”这一观念提出反对意见。相反，他提出孩子们在认知发展过程中创造了有关这个世界的越来越复杂的心智模型（mental model）。随着孩子们在生理层面上日渐成熟，他们与环境的持续互动会塑造这些心智模型并对其进行不断的重塑。

我们的大脑会利用心智模型来对知识进行组织整理，并以此来引导认知过程和行为，在心理学领域中将其称为“图式”（schemas）。皮亚杰将图式定义为一套连贯的、可重复的、相互密切关联的行动序列，这套行动序列受核心意义支配。皮亚杰的图式这一概念能够帮助我们理解大脑如何在童年期编写例行程序的代码。

皮亚杰的理论框架也为我们理解儿童的认知发展如何影响成年大脑奠定了坚实的基础。根据皮亚杰的理论，所有儿童的认知发展都会经历四个阶段（见表 1）。

表 1　皮亚杰的认知发展四个阶段

阶　段	年　龄	描　述
感觉运动阶段	出生至 18～24 个月	婴儿活在当下。如果婴儿看不到一个物体，那么这个物体就不存在
前运算阶段	2～7 岁	孩子开始理解可以通过心理实体或符号来表征事物，从而产生象征性思维
具体运算阶段	7～11 岁	孩子通过实物操作或对实物的图片进行操控来发展操作思维以及逻辑思维能力
形式运算阶段	青少年至成年	青少年发展出了抽象思维能力，由此可以在脱离具体例子的情况下进行讨论或辩论

尽管一些批评者对皮亚杰的方法论、认知发展各阶段的时间准确性以及儿童所处的社会环境的影响提出了质疑，但是皮亚杰的理论仍

被认为具有深远的影响。近一个世纪过去了，我们需要认清两个关键点。首先，尽管据我们所知所有儿童都会按照相同的顺序经历这四个阶段，但是我们了解到有些儿童的发展速度可能与皮亚杰的理论存在出入。其次，皮亚杰的同侪列夫•维果茨基（Lev Vygotsky）持不同观点，我们必须在二者的理论之间取长补短。维果茨基认为，儿童认知发展的关键要素是在社会环境中从成人那里进行学习。依我看来，如果我们能以互补的视角看待皮亚杰和维果茨基的理论，就会发现两个理论都是非常有价值的。

皮亚杰的四阶段如何构建你当前的大脑应用

让我们来看看科学如何在实践中发挥作用。在你成长的过程中，你会按照自己的步调经历皮亚杰所述的每个认知发展阶段，在每个阶段你都会树立自己特有的里程碑。随着你不断进步，你的大脑会自动编写例行程序代码。这些初始编码奠定了你当前这版成年大脑应用的基础，而且其影响一直延续到现在。

你儿童时代所参与的活动、所做的游戏、所形成的爱好和例行程序都会直接影响你当前这版大脑应用的效率和有效性，以及与之相关的思维能力。你需要明白，这种影响是在无意识的情况下产生的，而你的主观意愿所产生的作用微乎其微。因此，你的某些无意识思维习惯会被高效地编码，而其他的则不然。

交互式探究学习比死记硬背更有力

皮亚杰的研究还引入了探究学习（discovery learning）的概念，它的提出是基于这样一个理念——儿童通过实操活动所获得的学习效果最佳。皮亚杰认为，相较于灌输信息的方式，让儿童通过实践学习是更有益的教育方式。

通过探究来学习是对大脑例行程序进行重新编码的一种有力机制，因为它恰好利用了大脑与生俱来的神经可塑性。

探究学习对成年人来说也非常有价值，对高管亦然。在我们对客户的大脑应用程序进行实际开发和改进的过程中，这种方法发挥了至关重要的作用。我们会采用以游戏为载体的探究学习方法，这种方式能够为客户带来自然的顿悟学习体验，也就是说他们是主动学习而非被动接收信息。通过探究来学习是对大脑例行程序进行重新编码的一种有力机制，因为它恰好利用了大脑与生俱来的神经可塑性。神经可塑性（neuroplasticity）是指大脑通过改变和重构自身生理构造来对环境做出反应的能力。这正是我们升级个人大脑应用程序的手段。

皮亚杰的同化（assimilation）和顺应（accommodation）的概念对我们也很有帮助，因为它们强调了探究学习的重要性。根据皮亚杰的理论，所谓“同化”是指加工新信息并纳入到已建立的图式中，所谓“顺应”是指修正（重新编码）已建立的图式从而使额外的信息融入进来。这两个过程是独立且完全不同的。前者需要被动学习，而后者需要主动学习。

皮亚杰认为交互式探究学习是至关重要的，原因在于解决复杂问题的技能很难被传授；相反，必须通过探究来学习这种技能。单凭给出一些解决问题的模板或公式并不会带来多大帮助。通常即便掌握了这些模板，一个人也免不了在解决复杂问题方面继续挣扎和煎熬，因为复杂问题的解决压根无法通过程式化的方式来完成。如果想要让一个人能够高效且有效地解决复杂问题，那么就需要优化并发展支撑问题解决技能的大脑习惯。本书的后面部分将更清楚地阐释，为什么我会专注于通过探究学习技术来优化复杂问题的解决。不过此刻我们想要强调的是，如果想要对成年人的大脑重新编码，那么交互式探究学习以及反复进行复杂度和困难度不断升级的心智活动是必不可少的过程。

核心要点

- 尽管大多数人知道自己的大脑和思维能力是两项最重要的职业资产，但是他们也承认不明白自己的大脑的运转机制。原因在于大多数人从未被教授过如何以最佳方式进行思考、学习和适应。

- 你目前的大脑应用程序是一个幸运的巧合，你在童年时期参与的活动、游戏以及那时候的爱好促成了这款应用程序的开发和成型。你的大脑应用程序可能并未达成最佳运行状态，因为它并没有被精心地设计过。
- 让·皮亚杰提出，儿童成长到不同年龄会经历认知发展的四个不同阶段。我认为我们的大脑在每个阶段都会编写一些例行程序，这些例行程序随后构成了我们成年版大脑应用的基础。
- 对成年版大脑应用程序进行升级是完全有可能实现的。实现途径就是：利用大脑固有的神经可塑性，以及有意识地对大脑的例行程序——我称之为无意识思维习惯——进行重新编码。
- 皮亚杰提出了“探究学习”这一概念，相关理论认为儿童进行学习的最佳方式是参与实践活动，这类活动旨在帮助儿童认识新概念、形成新观念。类似地，我通过探究式学习帮助成年人改善潜意识思维能力从而优化他们的大脑应用程序。

第二章

习惯：你无法改变你意识不到的东西

“同时激活的神经元会相互连接在一起。”

——唐纳德·赫布（Donald Hebb）

所谓“习惯”就是那些因不断被重复而被深深印刻在大脑中的例行程序，这些编码如此根深蒂固以至于你完全能够自动化地执行它们。每当你的大脑对某个提示做出反应——无论是有意识还是无意识的，都会进一步加强神经元之间的连接。对线索的反应重复的次数越多，相应的神经通路就会连接得越牢固。一旦反应重复了足够多次，就会成为一种自动的习惯。这就是大脑对习惯例行程序进行编码的方式。

习惯可好可坏。而我们的大脑不在乎好坏。大脑只会单纯记录对某个线索的反应。当同样的反应一次又一次地被重复——无论是有意识的还是无意识的，大脑会适时地编码一个新的例行程序。大脑会在对反应的重复过程中不断强化神经通路，而并不考虑这种例行程序是否有正向作用，因此个体所形成的习惯自然是鱼龙混杂的。

在这本书中，我将习惯这一概念区分为两种类型：有意识的心智习惯（conscious mind habits）和无意识的思维习惯（subconscious thinking habits）。有意识的心智习惯是指我们完全能够意识得到的习惯。这些习惯主要与例行的身体活动有关——比如刷牙或者你的锻炼计划。这类习惯也可能涉及身体的欲望和成瘾。

健康的习惯——比如锻炼——的建立往往始于刻意的努力。最终，这些习惯将会自动运行，因为它们已经根深蒂固到不再需要刻意地激活。不太健康的习惯——比如对巧克力的渴望——通常形成于不经意间。一旦这种习惯以例行程序的形式被嵌入大脑，同样会自动运行——这就是为什么它们难以改变。随着时间的推移，有意识的心智习惯会变得根深蒂固，仅凭意志力是很难改变它们的。

我创造了“无意识的思维习惯”这个术语，用来描述那些在我们的意识层面之下运行的大脑习惯。与有意识的心智习惯——与我们能够意识得到的身体活动有关——不同，无意识的思维习惯与我们并不知晓的心理思维功能有关。

还记得我们在上一章提到的大脑应用程序吗？继续用它来打比方，你可以把你的无意识思维习惯看作构成大脑应用的例行程序。大脑的习惯决定着我们加工信息、推理、学习、适应和行动的方式。

正如你在第一章所了解到的，你当前的大脑应用——以及你的无意识思维习惯——是在你经历皮亚杰的认知发展各阶段的过程中，以自组网的方式发展起来的。基于你儿童时期所参与的学习和游戏活动，你的大脑编码了这些例行程序。由于你在青春期的尾声阶段走完了皮亚杰的全部发展阶段，你的无意识思维习惯也基本上在那时成型了。不过，在本书中，我将讲解如何通过有意识的方法帮助你重塑和重新编写大脑的习惯，毕竟这些思维习惯也将在成年阶段为你的思维能力提供支撑。

无论是有意识的还是无意识的，每个习惯都可以分为三种认知模式。查尔斯・都希格（Charles Duhigg）在他的著作《习惯的力量》（*The Power of Habit*）中称这些模式为习惯循环（habit loops）。都希格的模型对有意识的心智习惯非常适用；然而，我为无意识的思维习惯开发的模型略有不同。在本章中，我将向你展示这两种模型是如何运作的，并解释它们之间的关键区别。

等你对这两种习惯类型及其各自的模式有了深刻的理解，我会接着介绍我开发的一个充满新意的框架，可以用它来对大脑的思维功能进行描述和分类。该框架由十种无意识思维习惯组成，我按功能将其分为四个类别。我把这四个类别称为潜意识成功的四大支柱（Four

Pillars of Subconscious Success）。我们将从本书的第二部分开始深入讨论上述十种无意识思维习惯及其所属的支柱。

有意识的心智习惯

为了更好地理解有意识的心智习惯的机制，让我们先来看一个不健康的习惯的例子，比如吃垃圾食品。我们许多人在不经意间就会拿起不健康的零食，原因在于我们已经重复这种行为很长时间了，以至于它已经形成了一种条件反射。这就是为什么很多人在启动新的饮食计划的初期经常会感觉异常艰难。不幸的是，仅凭意志力往往并不足以驾驭经年累月形成的根深蒂固的饮食习惯。

一旦这些不好的习惯支配了我们的生活，我们会感受到它带来的挣扎和诱惑。但是同理，如果能培养起来好的习惯并让这些好习惯自动运行——比如每天坚持早起并优先去跑步——我们也会感受到它带来的益处。如果能日复一日地重复这一活动，我们便可以养成一套例行程序，它会让我们的身体健康获益。我们的大脑会编码新的神经通路，为这个新的例行程序建立神经连接，使这种习惯自动化，从而更容易被长期保持，而且几乎不需要付出有意识的努力。

不过，有意识的心智习惯远不止营养习惯和锻炼习惯。此类习惯是我们日常生活的有机部分，简单如清洁鞋子的习惯，复杂如赌博成瘾，都属于有意识的心智习惯。

习惯循环模型

让我们回到查尔斯·都希格的习惯循环概念。图 1 展示了都希格的模型，该模型包括三个组成部分：

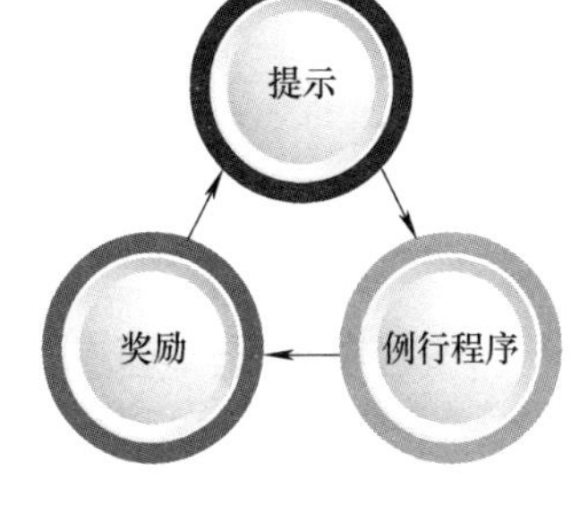

图 1　都希格的习惯循环示意图

提示（Cue）：引发习惯行为的触发线索。

例行程序（Routine）：触发线索引

发的实际行为。

奖励（Reward）：对行为的强化。

这一神经模式是每个有意识的心智习惯的基础。这个习惯循环模型既适用于我们当前的行为，也适用于我们正在刻意建立的期望行为。

下面举一个例子，来说明习惯循环在已形成的有意识心智习惯中是如何运作的：

提示：触发线索启动与习惯行为相关的大脑程序。

例行程序：被激活的大脑程序自动运行并产生相关的习惯行为。

奖励：作为结果，你获得了回报，这会进一步强化习惯行为。

现在，让我们来看一个具体的例子。假设你有个习惯——一感到压力就想吃巧克力。以下是该行为的习惯循环：

提示：你感到有压力。

例行程序：你在没有刻意思考的情况下拿起一块巧克力。

奖励：享用甜品之后，你感到更加放松。

正如我在前面提到的，都希格扩展了他的习惯循环概念，把“渴望”（craving）这一概念纳入进来，我相信这对许多人来说并不陌生。都希格认为，习惯可以引发我们对某种心仪事物的神经性渴望。我们的渴望又赋予习惯力量。显然，我们的心理渴望已经改变了消费品的营销模式。

重要的是，与“渴望”不同，“习惯循环”是一个更宽泛的概念。在 2012 年接受 NPR 广播电台采访时，都希格说：“你可以在毫无察觉的情况下进行这些复杂的行为。这要归功于基底神经节的能力——能将行为转化为**自动的例行程序**。”

有意识的心智习惯及其相应的习惯循环本身就很有意思。它们也为理解无意识的思维习惯提供了很好的基础。

无意识的思维习惯

有意识的心智习惯在意识的阈限以上运作——至少一开始是这样的。所以，我们能够意识到与之有关的提示、例行程序和奖励。与之相反，无意识的思维习惯在意识的阈限以下运作。因此我们对这类习惯的觉察是间接的。当无意识的思维习惯对我们的表现产生负面影响时，我们更容易注意到它们。例如，当人们开始搬到开放式环境办公时，有些人开始意识到自己被各种干扰因素包围着，想要有效集中注意力简直太难了。即便到如今，这个问题仍然困扰着在开放环境中工作的人。

对大多数人来说，真正的挑战在于他们的无意识的思维习惯的工作模式依旧和青春期尾声阶段没什么两样。正如你在第一章中了解到的，大脑应用程序是在整个童年期和青春期发展建立起来的。随着我们的成长，无意识的思维习惯以一种非刻意的方式演进着，并在成年后基本停止发展。因此，许多人发现自己适应得并不好，特别是当我们的生活和职业变得越来越具有挑战性、复杂性并且要求越来越高时，我们倍感挣扎。遗憾的是，如果我们不能有意识地升级我们的大脑应用程序及其例行程序，这种挣扎将不会停歇。

传统的问题解决技巧告诉你做什么，却不告诉你如何做。

无意识思维习惯的不平衡和缺陷可能会导致大脑的例行程序运行缓慢或偶尔出现故障，就像计算机操作系统有时会出现问题一样。举个例子，来想想复杂问题的解决过程。你是否注意到，即使有许多问题解决技巧摆在那里，有些人却仍然学不会应用那些技巧？通常情况下，这是因为被称为“分析思维”的无意识思维习惯运行缓慢或低效。[⊖]

知道该做什么只赢得了一半胜利。无意识思维习惯是帮助你搞清楚如何做的关键环节。

我们稍后会详细探讨无意识思维习惯。不过，我们现在正在探讨的核心观点是：传统的问题解决技巧告诉你做什么，却不告诉你如何

⊖ 在第三章中，我将解释速度和有效性实际上是关于大脑表现的两项不同指标。我们的流体思维评估方法会同时对这两者进行测评。

做。知道该做什么只赢得了一半胜利。无意识思维习惯是帮助你搞清楚如何做的关键环节。

你的输出质量和时效性取决于你的无意识思维习惯的有效性及其效率。

你的输出质量和时效性取决于你的无意识思维习惯的有效性及其效率。强化你的无意识思维习惯能够帮助你最大限度地应用你所学到的知识。

无意识思维习惯模型

为了阐释无意识思维习惯背后的神经模式，我改编了都希格的习惯循环模型。有意识的心智习惯带来的是实际的奖励，而无意识的思维习惯带来的是一种心理层面的输出。因此，我用“输出”替换了都希格模型中原有的“奖励”这一要素。由于无意识的思维习惯是在意识觉知的门槛之下运作的，我用“无意识例行程序”替换了“例行程序”。图 2 展示了我的无意识思维习惯模型。

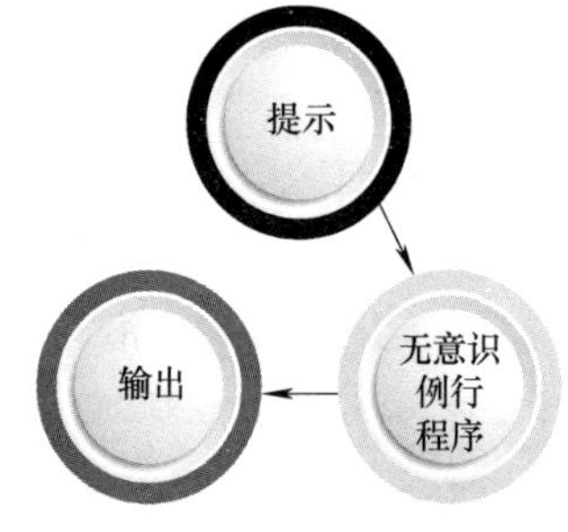

图 2　无意识思维习惯示意图

以下是对每个要素的描述。

提示：能够激活无意识例行程序的信息或刺激。

无意识例行程序：与无意识思维习惯相关联的大脑程序，能够无意识地、自动地处理信息。

输出：由相关的无意识例行程序带来的心理产出。

你是否曾经有过这样的经历——在执行重要项目时竭尽全力想要保持专注？（对大多数人来说，这是一种持续存在的挑战。）你稍后会在本章中了解到，你的一种无意识思维习惯是你的专注力的基础。

当这种习惯的运行情况达不到理想水平时，可能会破坏你对注意力的掌控力。

让我们来通过一个真实的案例看看无意识思维习惯的运作机制。如果你有过因屏幕通知而被分散注意力的经历，那么你会对如下情景感同身受：

提示：屏幕上弹出一个电子邮件通知，把你的注意力从一个重要事件上转移开来。

无意识例行程序：你未加思考，自动地点开了邮件。

输出：由于你的大脑仍然处于自动运行的模式下，你并没有意识到自己已经分心了，于是，尽管一个重要事件的截止时限迫在眉睫，你仍然继续回复着非紧急的邮件。

潜意识成功的四大支柱

接下来我要介绍我的大脑升级方法和框架，这套方法是基于与高管和企业家的广泛合作经验，同时结合对认知科学和神经科学领域的研究和学习而逐渐形成的。

在这套框架中，潜意识成功的四大支柱分别是：

- 支柱一：控制注意力
- 支柱二：复杂问题解决
- 支柱三：战略、规划和执行
- 支柱四：社会领导力

接下来，我将依次对每个支柱进行讲解，同时介绍它们如何影响高管、领导者和企业家的思维和行为。需要重点强调的是，每个支柱都建立在前一个支柱的基础上。当四个支柱及其相关的无意识思维习惯能够共同协作时，它们会在潜意识层面推动成功，使领导者能够提升自己和团队的表现。反之，如果有一个或多个支柱运作不佳，将显著影响个人产出期望结果的可能性。

图 3 展示了潜意识成功的四大支柱及其相关的无意识思维习惯。

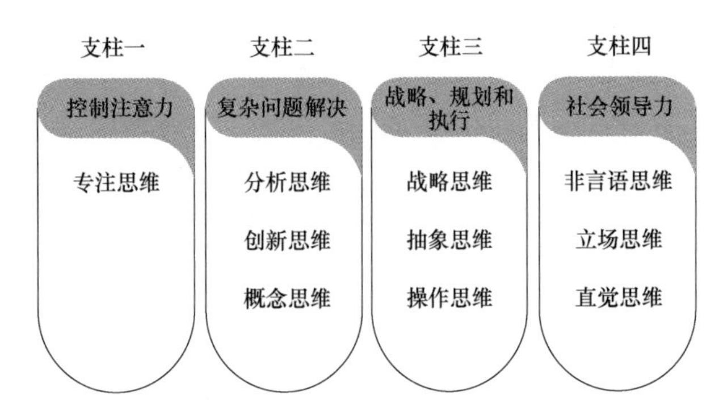

图 3　潜意识成功的四大支柱及其相关的无意识思维习惯

为低效的无意识思维习惯所付出的代价（需要花费的时间、精力和心智能量），远远超过了发展这些思维习惯所需要付出的努力。

有趣的是，我们发现，为低效的无意识思维习惯所付出的代价（需要花费的时间、精力和心智能量），远远超过了发展这些思维习惯所需要付出的努力。人们在升级了自己的大脑应用程序之后，通常会感受到生活的显著改善。

支柱一：控制注意力

支柱一：控制注意力，是我们的无意识思维及其相关的表现的基础。这个无法回避的支柱所包含的无意识思维习惯是**专注思维**（Focused Thinking），它让你能够控制自己的注意力，从而能够最大限度地对注意力加以利用。

通常与专注思维能力较低有关的表现是较低的产出和较低的生产力。当一个人无法完全控制自己的注意力时，很难保持专心致志，一心扑在最高优先级事项上。较低的专注度会导致易分心、爱拖延和时间管理不善。专注度较低的人总是在赶工期、经常开会时走神，而且总是需要重读文件。如果能克服这种不足将会带来业绩、生产力和个人韧性方面的显著转变。

我们将在本书的第二部分对支柱一进行更详细的讨论。

支柱二：复杂问题解决

支柱二：复杂问题解决包括三种不同风格的思维，在复杂问题解决过程中这三种思维同等重要。以下这三种无意识思维习惯共同确保解决方案的战略价值最大化：

- **分析思维**（Analytical Thinking）赋予我们将复杂情况分解成易于理解的部分的能力，这是定义问题的先决条件。
- **创新思维**（Innovative Thinking）是进行头脑风暴的能力基础，而且创新思维能够让你针对定义好的问题形成多种可能的解决方案。
- **概念思维**（Conceptual Thinking）用于在确定对所定义问题的最佳解决方案之前先评估每个解决方案的合理性。

能否在这三种无意识思维习惯中实现理想的平衡，对问题解决过程的有效性有着极大的影响。因此，对于那些需要花费大量时间来解决复杂问题、需要应对复杂的机遇及风险的人来说，复杂问题解决能力的提升是无法回避的。

与支柱二相关的无意识思维习惯影响着一个人的问题解决速度和解决方案的质量。当这三种思维中的一种或多种表现得不够理想时，我们的问题解决速度会变慢，或者无法形成理想的解决方案（有时会同时面临上述两种困难）。

在当今快速变化的环境中，无意识问题解决能力不足可能会让我们付出巨大的代价。企业正在不断应对气候变化、全球政治动荡、新冠疫情以及第四次工业革命——其革命性的技术进步必将加速推进我们的物理世界、数字世界和生物世界的进步——所带来的根本性挑战。在这种情况下，我们可以预见对先进的批判性思维和问题解决能力的需求将呈指数级增长。

我们将在第三部分深入讨论支柱二。

支柱三：战略、规划和执行

支柱三：战略、规划和执行自然紧随支柱二之后。在前一部分中，我们讨论了解决复杂问题所需的技能，现在我们将要介绍在实施最佳解决方案的过程中所需要的技能。支柱三同样整合了三种迥异的思维风格，它们对成功执行战略规划同等重要。

支柱三包括以下无意识思维习惯：

- **战略思维**（Strategic Thinking）是宏观思考、制定战略和沟通的基础。
- **抽象思维**（Abstract Thinking）是制定执行战略所需的战略规划的基础，而且抽象思维也是将计划清晰有效地拆解为子任务并进行分工的能力基础。
- **操作思维**（Operational Thinking）确保子任务的承担者能够以实干的、合作的方式来执行战略规划的各个组成部分，从而获取成功的结果。

毫无疑问，若上述无意识思维习惯存在不足，会严重妨碍解决方案的战略执行质量。在支柱三的三种思维习惯之间维持平衡可以避免很多不必要的重复工作，你将在本书的第四部分具体了解相关内容。

支柱四：社会领导力

支柱四：社会领导力涵盖了建立融洽关系、建立信任和引领追随者所需的能力。与依赖刚性的理性技能的无意识思维习惯不同，与社会领导力相关的习惯有赖于柔性、感性的技能。这些技能使领导者能够建立融洽关系、激励群众、指导团队。这些技能还能保障负责执行战略的个人认同战略规划，并对自己被分配的任务全面负责。

支柱四包括以下无意识思维习惯：

- **非言语思维**（Nonverbal Thinking）是与他人建立融洽关系的基础，它让人能够读懂微妙的非言语暗示，如肢体语言、面部表情和语调语气。

- **立场思维**（Perspective Thinking）是理解他人观点并共情他人感受的能力基础，这是情商的关键组成部分。
- **直觉思维**（Intuitive Thinking）是你捕捉环境线索（例如，读懂一个房间）的能力基础。它是你的直觉和“江湖经验”的基础。

社会领导力是最后一个支柱，是让成就闪闪发光的抛光石。我们把它称为“天花板突破者”，因为如果你能够在发展其他三个支柱的同时一并发展支柱四，突破职业天花板就会变得更加容易。如果上述十种无意识思维习惯得以平衡，它们将会对个人的职业潜力和表现产生显著的影响。如果没有强大的社会领导力，所有战略性的前期工作都可能被不合作的员工和同事视而不见、充耳不闻，原因就在于你之前既没有经营关系，也没有建立适当的融洽氛围。

就像复杂问题解决技能一样，与情商和社交智能相关的柔性人际交往技能——以及自我管理技能，如主动学习、韧性、压力容忍和灵活性——将在我们向未来迈进的过程中变得越来越重要。

在本书的第五部分，我们将更深入地探讨社会领导力。

内容预告

现在，希望你已经对潜意识成功的四大支柱有了基本的了解，并对它们为什么对释放更强大的潜能如此重要有了一些见解。你已经能够意识到，对发展你的无意识思维习惯进行投入，将让你获得全新的、升级版的大脑应用。

在第三章中，我将介绍升级大脑应用背后的科学原理——大脑与生俱来的可塑性。重要的是，我将介绍大脑平衡这一概念，这个概念挑战了传统理论，传统理论声称个体要么是左脑主导，要么是右脑主导——取决于他们的哪一半大脑占主导地位。不过你将会了解到，对大脑的左右半球进行平衡性优化不仅重要，而且非常必要。

然后我们将逐一深入研究潜意识成功的四大支柱及其相关的无意识思维习惯。这段旅程将帮助你了解，无意识思维习惯的低效既会破坏个人的成就，也会阻碍职业上的成功。

最后，我将讲解如何优化十项无意识思维习惯的效率和有效性，从而实现大脑的平衡（我把这种效果称为“心极”[1]）。最终的结果是：一条通向潜意识成功的康庄大道。

核心要点

- 习惯有两种：有意识的心智习惯和无意识的思维习惯。
- 有意识的心智习惯是你能够意识得到的习惯。这类习惯通常与躯体的或可观察到的行为模式有关。有意识的心智习惯是由“提示”触发的，它会触发自动的习惯行为例行程序，最终会带来奖励。
- 无意识的思维习惯是你意识不到的习惯。这些习惯与自动化的信息处理和无意识的思维模式有关。无意识的思维习惯也是由“提示”触发的，它会触发无意识的例行程序，并产生一个输出结果。由于整个过程都发生在你的意识门槛之下，输出的结果可能是有益的，也可能不是。
- 我的理论假设是，流体思维（诸如思考能力、学习能力、快速有效的适应能力）的基础就是这个被我命名为“潜意识成功的四大支柱”的框架，该框架是由十个无意识思维习惯构成的。

---

[1] 心极（Mental Chi），借用“太极”（Tai Chi）一词所包含的平衡调和之意，用来表述大脑认知和心理功能的平衡。——译者注

第三章

大脑的平衡

“我碰巧是极端的左脑思维者；我的本能让我选择画表格而不是画图示。我正在努力锻炼我的右脑能力。实际我上认为向右脑能力转变有可能会让我们在更深的层面上变得更好。”

——丹尼尔·H.平克（Daniel H. Pink）

中国的阴阳哲学探讨了对立事物的互补性，我们也可以把它视为关于大脑的深刻而又内涵丰富的隐喻。大脑的两个半球是分离的，但又是内在关联的，就像阴和阳一样。大脑左右半球之间这种反直觉的连接缔造了一种和谐，而这种和谐又会带来大脑的平衡——这是一种超能力，你可以利用这一能力在职业生涯和个人生活中取得成功。

本章重点聚焦于帮助你理解为什么说大脑的平衡是潜意识成功的要素。我将重点介绍大脑平衡和学习能力背后的认知科学和神经科学。我也将解释，通过有针对性地培养你的无意识思维习惯，你将能够利用神经可塑性来升级你的大脑应用程序，从而缔造实际的长期利益。

注： 我们将基于大多数人的大脑工作方式来探讨大脑平衡。我的意思是，我们将探讨右利手人群的大脑左右半球是如何运作的。如果你是左利手，也不用担心；我们所讨论的内容仍然适用于你，只不过由于你是左利手，你的大脑半球的功能是与右利手相反的。

什么是大脑平衡？

如前所述，成年人的大脑能力是有运气成分的，主要取决于他们在成长过程中参与过什么活动。这种自组网式的认知发展过程导致每个人的大脑应用程序的效率和效力存在着普遍性的差异——这是大脑不平衡的标志。因此，认知能力在个体之间也存在着显著的差异。即使对于那些拥有相似背景、受相似教育的人，他们的认知优势和认知阻碍也会存在巨大的差异。通过测试，我们发现多数人会受限于至少一项认知阻碍。平均而言，一个人通常会有三到四项认知阻碍。这并不令人意外，因为一个人纯粹偶然地发展出最佳的大脑平衡是极端小概率的事件。

人一旦进入成年期早期，大脑往往就会变得更加固化。因此，成年后的大脑应用程序在思考和处理信息的方式上会变得愈发僵化和缺乏适应性。那些在童年时期被有效编码的大脑例行程序和思维能力在成年后会继续高效地运行，因此它们所需的心理能量更少。反之，在童年时无效编码的大脑例行程序和思维能力往往在成年后表现比较蹩脚，因此需要更多的心理能量。

简而言之，童年期的认知发展决定了成年期的思维能力。我们在童年时期拥有的认知优势和认知阻碍将在成年时期继续发挥作用。因此，我们在童年时期培养的思维例行程序决定了我们成年期的大脑应用程序的质量。如果童年时期形成的习惯短板限制了我们成年期的大脑应用程序的成功运转，可能会让我们在个人生活和职业生涯中都付出极大的代价。

不久之前科学界还认为一个人的思维能力在很大程度上是不可改变的。如果这是真的，那么升级你的大脑应用程序将不再可能。对许多人来说，这将导致潜力受限、表现不佳和职业生涯缩短。幸运的是，我们现在知道，通过有意识地对大脑固有的神经可塑性加以利用，确实有可能升级你的大脑应用程序——并实现大脑平衡。

神经可塑性的角色

神经可塑性也被称为大脑可塑性，是指通过反复执行心理活动和躯体活动，大脑日积月累重新建立自我连接的能力。重新连接会导致大脑的物理结构和功能产生变化。神经可塑性能够让大脑迅速适应新环境。总的来说，这又把我们带回了唐纳德·赫布的经典语录："同时激活的神经元会相互连接在一起。"

圣地亚哥·拉蒙·卡哈尔（Santiago Ramóny Cajal，1852—1934）是现代神经科学的先驱，也是首位获得诺贝尔奖的西班牙裔人士。他曾经说过一句很有名的话："只要意愿足够强，任何人都可以成为自身大脑的雕塑家。"拉蒙·卡哈尔的这一说法无疑是对神经可塑性概念的预见。令人惊讶的是，早在波兰神经科学家耶日·科诺尔斯基（Jerzy Konorski）于 1948 年首次使用"神经可塑性"这一术语之前，他就预言了这一概念。

出人意料的是，拉蒙·卡哈尔的这一重要洞见被应用在了截然不同的领域中。举个例子，军事领域和职业体育领域长期以来一直在刻意练习（以演练的形式）方面投入大量精力。历史上最伟大的军队和运动员不断证明着通过严格而持续的练习来培养潜意识例行程序的价值。胜利的秘密往往就藏在那些能够将例行程序嵌入大脑的训练实践当中。有效的例行程序——无论其本质是躯体习惯还是心理习惯，只要被嵌入潜意识中，就能够被轻松地、迅速地执行，且无须对其进行有意识的思考。

神经科学领域的一个重要转折正是近期对神经可塑性理解的转变。我们长期以来一直知道儿童的大脑是可塑的；然而，我们对大脑在一生中始终保有可塑性的认识是最近才形成的。不久之前，科学家们仍然认为一旦一个人步入成年期，他的大脑就会开始固化。他们还认为，如果大脑受到器质性损害，那么相应的功能和能力将无法修复。幸运的是，诺曼·道伊奇博士（Dr. Norman Doidge）在他的著作《重塑大脑，重塑人生》（*The Brain That Changes Itself*）中告诉我们，大脑的神经可塑性能够一直持续到老年。道伊奇提出了这样一个观点：可以积极利用大脑固有的神经可塑性来产生新的功能或恢复已失去的功能。的确，他的研究通过一些精彩的案例向我们展示了如果能利用好大脑的可塑性，将会缔造多么非凡的医学成果。

大脑平衡背后的科学

作为一名大脑辅导导师，我热衷于培养客户的大脑平衡，并对他们的无意识思维习惯和行为进行可持续的改善。然而，作为一名科学家，我更好奇于大脑平衡背后的科学原理。尽管早期的理论主要聚焦于大脑的左脑半球，但是近几十年来，研究人员已经更多地开始关注大脑的双侧半球，我们对每个半球的作用的理解也更加深入。日积月累，我们越来越清楚大脑右半球在学习能力和实现大脑平衡方面发挥着至关重要的作用。

在本章中，我们将探讨两位知名专家的理论，他们的研究对于理解大脑平衡及其对领导力和学习能力的影响至关重要。

分离而又相连

亨利・明茨伯格（Henry Mintzberg）在他颇具影响力的文章“左脑规划，右脑管理”（Planning on the Left Side and Managing on the Right）中指出，对于右利手的人来说，左脑半球支撑逻辑思维过程，并以线性、顺序和有序的方式处理信息。从明茨伯格的视角来看，“（左脑半球）最突出的线性能力是语言能力”。

与此形成鲜明对比的是，他指出大脑的右半球以更具整体性、关联性的方式运作，以并行和同时的方式处理信息。明茨伯格表示：“……（右脑半球）最突出的能力是理解视觉图像的能力。”

明茨伯格对大脑左右半球的作用的阐释支持了他的理论假设——大脑半球的专门化（specialization）是领导力的一个重要考量因素。根据明茨伯格的观点，成功规划一系列步骤的能力更大程度上是大脑左半球的能力，而战略以及领导组织所需的重要政策层面的加工能力则更大程度上是大脑右半球的能力。

由于右脑半球以非言语的方式处理信息，“……对于右脑半球内隐理解的内容，我们的左脑半球并无法通过外显的方式明确表达出来”。

他还将左脑半球的有意识的、串行的、基于言语的思维过程与右脑半球的无意识的、关联性的、整体的、非言语的思维过程进行了对比。我们对右脑半球的思维过程知之甚少，这也使得明茨伯格的见解尤为宝贵。由于右脑半球以非言语的方式处理信息，“……对于右脑半球内隐理解的内容，我们的左脑半球并无法通过外显的方式明确表达出来”。

这一观点对我的工作也同样意义重大，因为无意识思维习惯主要属于右脑半球的范畴。大脑半球在能力上的特异性从根本上将左右半球区分开来，然而当二者需要相互结合并实现最优发展时，它们的连接性和互补性就变得不容忽视。

简要提示：尽管我们会将某种独特的功能和能力归于大脑的左半球或右半球，但是我们仍有必要了解胼胝体（corpus callosum）的作用，胼胝体是位于大脑皮层下方的一束特化神经纤维。胼胝体连接着大脑的两个半球，使左右半球之间的交流成为可能。可以说，它在两个半球之间快速传递信息并整合信息。在必要的时候，胼胝体也可以抑制两个半球之间的信息传递，这样一来某个特定的脑半球就可以发挥更大的主导作用。

二分的大脑

纽约大学医学院神经科学临床教授艾克纳恩·戈德堡（Elkhonon Goldberg），因其对二分大脑（bicameral brain）[⊖] 的研究而声名远扬。

⊖ “bicameral”一词的字面意思是“两个议院”。在神经科学中，它指的是大脑的两个半球，具体来说，是左右半球的不同角色及其高度专业化的作用。

戈德堡优美地总结了关于大脑半球专门化的传统理解，他说："……'主导性的那部分'（通常是指左半球）负责语言功能，而'居于次位的那部分'（通常是指右半球）负责非言语功能，特别是视觉空间功能[⊖]。"这一观点进一步强化了明茨伯格的研究结论，并为理解二分大脑提供了一个重要的框架。

戈德堡认为，大脑有两个相互分离的、截然不同的半球，它们一同工作，但是它们又以截然不同的方式处理信息、发挥作用。根据他的新异性—例行化理论（novelty-routinization theory），左半球专门按照已建立的认知例行程序路径去处理问题，而这些认知例行程序路径又建立在过往的策略和经验之上。相反，右半球专门处理无法依靠已有认知例行程序解决的新的认知挑战。因此，认知上的新异问题（cognitive novelty）需要用创新和适应性的思维方式去应对。

图 4 基于戈德堡的新异性—例行化理论描绘了大脑左右半球的功能。

有意思的是，戈德堡关于大脑半球的专业分工的新异性—例行化理论证实了认知行为背后的神经通路确实会随着时间的推移而发生变化。当个体通过重复练习而精通某类认知任务时，变化就会悄然发生。值得注意的是，戈德堡发现这种变化的方向是单向的，即从右半球向左半球变化。

戈德堡的见解与我们的发现一致：左半球在某种程度上类似于一个知识数据库，个体从中检索并使用其现有的知识和专业技能。相反，右半球更擅长探索新的新颖想法、新的问题或新的机会。右脑半球更像是一个计算机操作系统，它控制着处理新信息或探索新情况的速度和质量。

通过反复练习，与右半球相关的认知新异性转变为与左半球相关的认知熟练性。经年累月，两个大脑半球相互连接并且通过协同合作

⊖ 大脑的视觉空间（visuo-spatial）功能包括空间定向能力、视觉刺激分析能力以及对图像进行心理操作的能力。

来构建认知例行程序。当眼前的任务不再新鲜，而是变得越来越熟悉和程式化；大脑就会发生“从右半球转向左半球激活”这一转变。这种转变是大脑平衡的标志。它使我们获得了最佳的表现。

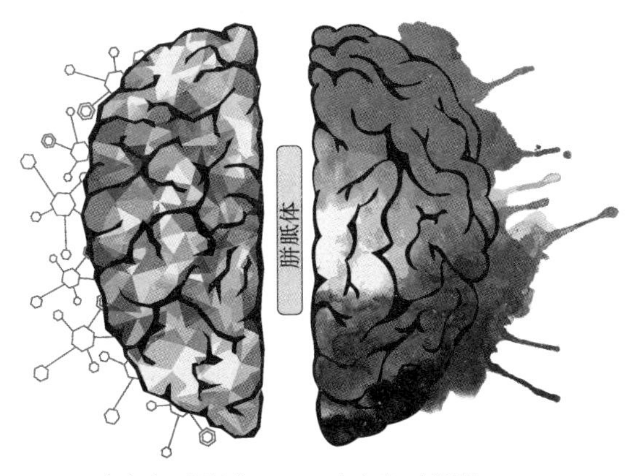

左半球：例行化	右半球：新异性
1．串行处理	1．并行处理
2．语言	2．非言语和空间性的
3．过往导向	3．未来导向
4．细节导向	4．大局观
5．回忆知识	5．学习敏捷性
6．例行思维	6．敏捷思维
7．外显	7．内隐
8．逻辑论证/书本智慧	8．经验的/江湖智慧
9．知识化	9．直觉的
10．分析性的	10．整合式的
11．机械学习	11．应用学习

戈德堡的新异性—例行化理论的可视化展现

图 4　二分的大脑

戈德堡强调，从右半球向左半球的激活转变已经通过“……多种神经影像学方法，如：功能性磁共振成像（fMRI）、正电子成像技术（PET）和脑电图（EEG）”在实验室中得以测量和印证。

那么，在现实生活中，从认知新异性到认知熟练性的转变是什么样子的？

一个绝佳的例子就是学开车。起初，当你开始熟悉驾驶过程时，你会严重依赖右脑半球。之后，经过大量的练习，你终将掌握驾驶技能，达到所谓的“驾轻就熟”——熟练到甚至可以不加思索地开车。的确，由于你的大脑可以在意识阈之下自动地从左半球轻松地获取驾驶技能，驾驶变成了一种认知例行程序。一旦你熟练掌握了驾驶技能，就可以迅速适应交通和天气条件的变化，甚至在陌生的道路上也能轻松控制车辆。

新科学如何挑战旧有学习方法

戈德堡关于大脑半球专门化的新异性—例行化理论带来了一些相当重要的影响。具体来说，他的从右半球至左半球激活转变的理论对传统教育、培训和辅导提出了许多质疑。让我们先来探讨一下，认知科学和神经科学领域的新发现使我们对学习的理解发生了怎样的变化。

我们是不是一直在试图反向教学？

戈德堡的研究表明，学习是单向的——从右脑半球到左脑半球。然而，教育机构和培训项目所采取的传统教学方法，几乎完全依赖于左脑半球的功能——比如语言和记忆。那么，这是否意味着我们一直在试图反向教学？如果是这样，那就非常有问题了。让我们来更进一步看看这个有趣的困境。

你是否曾经思考过为什么两个人在同一天参加同一个培训项目，接受同一位讲师的讲授，但是学习的水平却有可能存在很大差异？通常情况下，参加培训项目的人此后学以致用——将所学应用于改变行为——的能力参差不齐。对于公司、企业家和个人来说，这是一个普遍的困境，即传统的教学方法采取了从左脑半球到右脑半球的方式——而这与我们的大脑为了获得最佳效果所需要的学习方式恰恰相反。戈德堡对这一问题给出了精辟的总结，他说：“事实上，两个个体可能对‘相同’的认知技能有着完全不同的掌握程度，这其实反映的是他们对右脑半球和左脑半球的依赖程度的不同。”

我们仍然在试图进行反向教学，其原因就在于我们并不理解学习背后的脑科学基础。如果我们调整教学方法，就能避免许多障碍。目前的教学方法是，将尽可能多的基于语言的信息塞进个体的左脑半球。这种做法完全忽视了右脑半球，而且也无法对右脑半球进行强化和培养。

如果一个人没能培养出较强的学习能力，那么他们的大脑就很难跟得上。这将影响未来所有学习活动的质量和速度，也会影响学以致用的能力。过分依赖口头和书面语言的培训方式，会使我们的左脑半球负荷过大；而且由于我们不断要求左脑半球做一些并不适合它做的事情（即处理认知新异性），这会使大脑感到疲惫不堪。如果我们能够开始按照符合大脑功能特点的方式来规范学习方法，而不再反其道而行之，我们就能减少上述情况。但这只是一个开始。

通过培养个体的流体思维及其相关的无意识思维习惯，教育、培训和培养的实际投资回报率可以被大大提高。

从我个人角度来看，通过培养个体的流体思维及其相关的无意识思维习惯，教育、培训和培养的实际投资回报率可以被大大提高。这将提高学习的速度，也能让人更快速、更有效地学以致用。一旦完成了这一步，接下来的重点将是如何更轻松、更快捷地提供内容培训，以及发展个体的专业知识。

如果想要创造大脑平衡，我们需要调整路径，这就需要改变我们教育、培训和辅导的呈现方式。从学习和发展的角度来看，我们首先需要停止对左脑半球的顺序性和分析性的过度崇拜，因为其代价是对右脑半球的整体性和直觉性能力的忽视。明茨伯格在他 1976 年的文章中对管理教育“已经把当代管理学校变成左脑半球的虔诚崇拜者”深感遗憾。他说：“我呼吁我们的学校找回新的平衡，这种平衡就是最优秀的人类大脑在分析和直觉之间可以实现的平衡。”

大脑的平衡不仅仅是概念，也不仅仅是哲学，它号召我们行动起来，从根本上重新定义我们该如何对学习能力进行教育和培养，因为不断变化的全球环境要求我们的思维水平进一步提升，只有改进教育和培养方式才能缔造适应时代要求的更高水平的思维。

大脑的平衡不仅仅是概念，也不仅仅是哲学，它号召我们行动起来，从根本上重新定义我们该如何对学习能力进行教育和培养，因为不断变化的全球环境要求我们的思维水平进一步提升，只有改进教育和培养方式才能缔造适应时代要求的更高水平的思维。皮亚杰在 1964 年发表了如下观点，这些话如今听起来更为振聋发聩：

> 学校教育的主要目标应该是培养能够胜任新事物的人，而不仅仅是重复前几代人所做的事情；学校教育要培养有创造力、有发明精神、有探索精神的男生女生，让他们能够批判性地对信息进行思考和验证，而不是一味接受所有提供给他们的信息。

不幸的是，我们的现状就仿佛是把自己送进健身房，但是却只让我们的左半边身体“撸铁”，然后还纳闷为什么我们只能达到一半的目标。

长期以来，教育、培训和教练辅导都过分强调语言和逻辑，而未能充分发展右脑半球。不幸的是，我们的现状就仿佛是把自己送进健身房，但是却只让我们的左半边身体“撸铁”，然后还纳闷为什么我们只能达到一半的目标。

在我们迈向未来的过程中，大脑两个半球的差异性因素变得越来越重要。过分偏爱左脑会限制发展，特别是在商业领域。根据明茨伯格的观点，领导者所需的绝大部分高阶思维能力都属于“右脑领域”。显然，过分依赖左脑会损害领导力的表现质量。最优秀的领导者之所以看似无所不能，恰恰是因为他们发展出了平衡的大脑。

认知能力的 CHC 理论

卡特尔–霍恩–卡罗尔智力理论（Cattell-Horn-Carroll theory，通常缩写为 CHC 理论）是用来分析认知能力的模型，而这些认知能力又会影响一个人的学习能力。基于雷蒙德・B.卡特尔（Raymond B. Cattell）、约翰・L.霍恩（John L. Horn）和约翰・B.卡罗尔（John B. Carroll）三位心理学家的研究，该理论目前将认知技能分类为 16 种广义能力（broad abilities），传统意义上认为这些能力与学术成就相关。在这 16 种 CHC 能力群中，最初由卡特尔在 20 世纪 40 年代初提出的只有两种，当时他提出的是晶体智力—流体智力理论。对我们正在讨论的大脑平衡来说，这两种智力都非常重要：

- **晶体智力**（Crystallized Intelligence，缩写为 Gc）是所有先前已获得的知识的积累。它涉及回忆能力和对固有知识技能加以利用的能力。它类似于书本智慧，依赖于专业知识、固有经验和在过去发展出来的认知例行程序。
- **流体智力**（Fluid Intelligence，缩写为 Gf）是我们用来学习和适应的原始智力。它赋予我们的能力包括：推理、概念化、创造心智模型、在头脑中操控信息和在不依赖过去经验及已有知识的情况下来解决新的问题。流体智力类似于江湖智慧。它也是面向未来的，帮助我们在未知水域中进行定位，并且能解决我们以前从未面对过的问题。

从 1965 年到 20 世纪 90 年代初期，霍恩在卡特尔的 Gf-Gc 二分模型的基础上额外增加了六种广义能力，对模型进行了扩展。于是，这个模型被称为卡特尔–霍恩 Gf-Gc 理论。

从 1980 年到 1993 年，卡罗尔针对人类的认知能力结构进行了非常体系性的实证研究，提出了认知的三个层次，并形成了他的三层次理论：

- 总认知能力（第三层，最高层）
- 广义认知能力（第二层，由八种广义能力组成，包括流体智力

和晶体智力在内）

- 狭义认知能力（第一层，是支撑更广泛的第二层能力的更专业的能力）

在 20 世纪 90 年代末，卡特尔–霍恩 Gf-Gc 理论和卡罗尔的三层次理论被整合到一个类别框架内并被归入同一范畴，这就成了我们后来所知的 CHC 理论。

CHC 理论中的晶体智力和流体智力

为了更深入地理解流体智力，我们可以引用 CHC 理论的最初构建者之一——约翰 • L.霍恩曾发表过的优雅言论：

流体智力（Gf）是促使个体快速思考、敏捷行动的能力，它赋予个体解决新问题的能力以及编码短期记忆的能力。对 Gf 的描述是：个体在没有历史经验可借鉴且不知所措的情况下所调用的智力源泉。流体智力根植于生理性的效率之上，**因此它相对而言独立于教育和文化适应**。

对教育和文化适应的独立性正是流体智力与晶体智力之间的关键区别，也是流体智力在个人和专业表现中起着如此重要作用的原因。

根据 CHC 理论，我们的晶体智力和流体智力能力会随着年龄的增长而发生变化。晶体智力会持续提升直到老年，而流体智力在步入成年期后便达到峰值，然后开始下降。图 5 展示了这两种认知能力随着个体年龄增长而发展变化的情况。

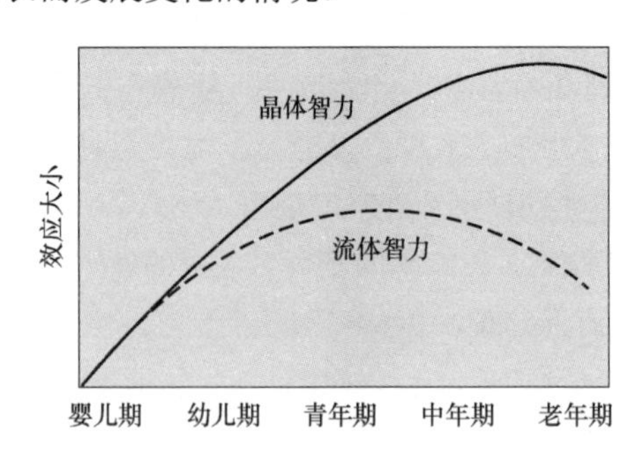

图 5　CHC 理论中的晶体智力和流体智力

随着 CHC 理论不断发展，其他研究人员后来对卡特尔的原创研究进行了补充和扩展。值得注意的是，当卡特尔在 20 世纪 40 年代提出 Gf-Gc 理论并界定流体智力和晶体智力之间的区别时，神经可塑性的概念尚不为人所知。因此，研究人员没有考虑到人们或许能够在成年后继续提高他们的流体智力。时至今日，CHC 理论仍然侧重于对认知能力进行测评而非增强并发展认知能力。

教育工作者仍然将 CHC 理论框架作为认知评估的基础。但是，人们依旧过分强调通过基于语言的晶体智力测试来评估外显知识水平（即个体可以通过口头或书面语言表达的知识）。也就是说，他们对认知能力的评估依赖于语言技能。采用基于语言的方式进行测试可能存在问题，特别是当面向使用该语言并不熟练的个体进行测试时尤为如此。幸运的是，随着非言语流体智力评估技术的发展，测试工具最终会变得更广泛、更具包容性。

不涉及语言的认知能力评估

20 世纪 80 年代，赫尔嘉 • A.H.罗韦博士（Dr.Helga A. H. Rowe）想要找到一种测验方法，测评来自不同背景（包括澳大利亚土著和原住民）的儿童及成年人的受教育能力（educability）。罗韦的研究解决了一个问题——由于以往的测试主要使用英语，所以测试方案存在局限性，对于那些英语不流利的人群来说，这是一个不容忽视的劣势。此外，当时的语言智力测试主要侧重于书本学习，这只会进一步加大那些英语不流利的人和英语流利的人之间的智力能力差距。

这种差距激励着罗韦去寻找更合适的测试方法。她知道，非言语测试方法将会绕过左脑半球的语言偏见，无论受测者在英语方面的熟练程度如何，都能为每个人提供一个中立的测试平台。然而罗韦最初的努力让她颇感沮丧，因为许多已有的非言语测试适用的场景非常少，而且只能评估有限的几种认知能力。最终，她基于流体智力的概念自己设计了一套综合性的、整合式的非言语能力测试（Nonverbal Ability Test，简称 NAT）。

罗韦利用 CHC 理论和流体智力的原理，开发出了一个更全面的模型，该模型包括与流体推理有关的十个维度以及与短期记忆有关的四个维度。这些维度影响着一个人的受教育能力、学习能力和适应能力。

需要特别指出，罗韦博士在非言语能力测试方面的开创性研究对我的工作具有奠基性的意义。我在本书中所描述的十种无意识思维习惯正是以罗韦的流体推理维度为基础的。经过与罗韦博士的多次探讨，我已经对原始的十种流体推理技能进行了调整，从而搭建起一个专门针对商业领袖需求的综合模型，在这个模型中我们使用的是商业语言，而不是技术性的认知术语。

注：在我的模型中，我使用的是“流体思维”这个术语，我聚焦的是流体智力中更具体的流体推理这方面的能力（即无意识思维习惯）。还需要告诉你，跟完整的流体智力测试不同，我们并不测试短期记忆㊀。此外，我还发现，相较于“智力”一词，商业人士更容易理解和接受“思维能力”这个术语㊁。同理，我将晶体智力称为晶体知识，因为“你所知道的”这个概念更容易理解。

无意识思维习惯不仅是流体思维的基础，而且对大脑平衡和潜意识成功至关重要。的确，我说过无意识思维习惯主要属于大脑右半球领域。这种关联与戈德堡的新异性—例行化理论一致，这也是我们要使用非言语方法来测试无意识思维习惯的原因。当然，罗韦早期在消除教育测试中的语言偏见方面所做的工作给了我们丰厚的馈赠，使我们能够在识别和培养专业人才方面实现公平竞争。

我们已经浅谈了一些关于学习和认知测试的最基础的理论，现在我想提出我自己关于人类如何思考、如何学习、如何适应的假设。在形成这个框架的过程中，我借鉴了许多杰出科学家的研究成果并把它

㊀ 原因在于，如果商业高管的短期记忆不理想，他们将难以开展运营工作。
㊁ “智力”这个术语经常被误解，并且带有些许社会污名效应。

们整合到一起。因此，我在这里向你们介绍的理论，是谦卑地站在巨人肩膀上的产物。

流体思维发展理论

从罗韦的研究中，以及从前面关于皮亚杰、明茨伯格、戈德堡和CHC理论的讨论中，我们收获了一些新的见解，这些见解能够帮助我们理解完整发展流体思维的重要价值。总的来说，他们都强调了流体思维在缔造大脑平衡方面所起到的至关重要的作用，而大脑平衡又是潜意识成功的必备条件，这充分证明了我们应该进一步注重和强调提高流体思维能力的重要性。

在戈德堡的新异性—例行化理论中，晶体知识包括已经例行化了的知识。

我的流体思维发展理论的核心概念是晶体知识（Crystallized Knowledge）和流体思维，它们类似于CHC理论中的晶体智力和流体智力，但又有一些不容忽视的区别。在我的理论假设中，晶体知识指的是大脑如何在各种不同情况下组织和应用已有的知识和技能。重点在于，我们是通过经验、文化熏陶和学校教育来培养晶体知识的。在戈德堡的新异性—例行化理论中，晶体知识包括已经例行化了的知识。这种晶体知识是大脑左半球的功能。你可以把晶体知识看作存储在大脑中的知识数据库，类似于存储在计算机硬盘上的数据。

流体思维的一个明显特征在于能够解决新颖的问题，而且是在没有任何既有知识或策略辅助形成解决方案的情况下。这种灵活和适应的特质能够促进大脑学习新技能并将这些技能应用于解决陌生情境下的新问题。我们在这方面也能够清晰地发现与戈德堡的理论的联系，他的理论指出了流体思维与大脑右半球的关系，而大脑右半球恰好负责处理认知方面的新异问题。如果继续用计算机来打比方，那么流体思维就类似于计算机的操作系统，它一直处于后台运行的状态，你通常对它没有察觉；然而，当它在不合时宜的时候出现运行缓慢或死机的状况时，你就会明确地意识到它的存在。

图 6 总结了晶体知识和流体思维之间的区别。

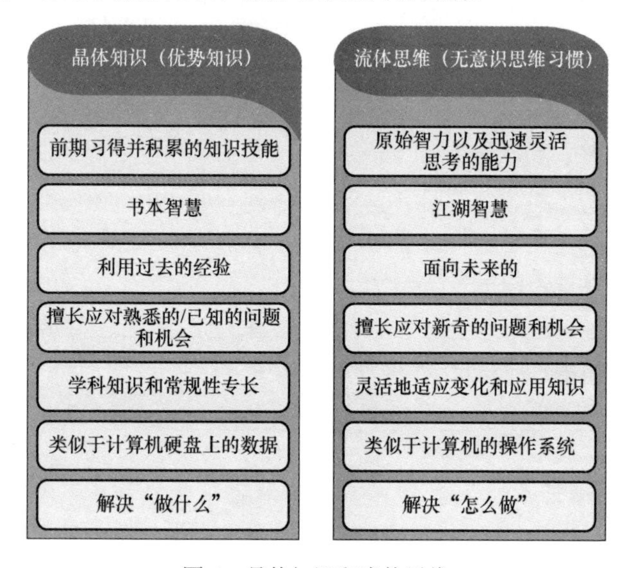

图 6 晶体知识和流体思维

有趣的是，流体思维的发展要早于晶体知识。正如罗韦所说：“根据 CHC 理论，**流体智力在整个学生生涯中一直在为学习过程赋能，从而产生晶体智力。**”

流体思维充当了学习引擎的角色，正是它为学生生产出晶体知识。

在我的框架中，流体思维充当了学习引擎的角色，正是它为学生生产出晶体知识——遗憾的是，这一事实目前尚未得到广泛理解。

我的理论还整合了皮亚杰的研究。皮亚杰认为智力与适应能力有关，适应能力的形成路径是儿童在皮亚杰的四个认知发展阶段中（参见第一章）逐渐同化（assimilation）越来越复杂的认知能力。他还认为，智力意味着越来越高层次的认知建构（即，结构复杂性增加），能够创造试错行为并从这些经验中学习，以及预期后果的能力。

皮亚杰关于适应的概念与流体思维和戈德堡的新异性—例行化理论中的新异性部分高度一致。理解新异性—例行化理论与我们如何在皮亚杰的四个认知发展阶段中不断成长及二者之间的相互关系，有助于我们理解大脑最初把无意识思维习惯编码成了什么样子，以及随着我们不断成长，流体思维目前达到了什么水平。

由于我们必将面对成长和衰老这一确定的命题，我们必须考虑年龄对流体思维的影响。正如我在本章前面部分所解释的那样，通常情况下，流体思维在成年初期就已达到顶峰，然后随着年龄的增长逐渐下降。伴随着这种衰退，我们处理新异情况的能力也会下降。不过，说到流体思维，我的假设与 CHC 理论之间存在一个显著的区别。

该主要区别在于我的假设应用了神经可塑性的最新研究结论。现代神经科学表明，我们的大脑有生长和变化的能力，而且即便岁数大了也仍然拥有这种能力。基于这一新的认识，我们现在知道可以在整个成年期持续发展我们的流体思维。图 7 中的虚线说明了这种认知发展的潜力。

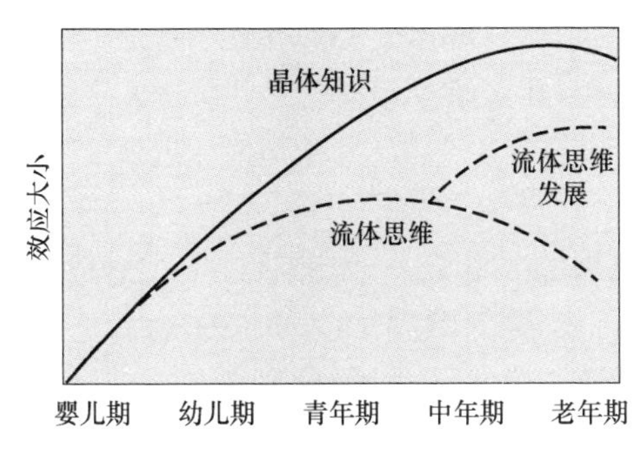

图 7　流体思维发展理论

既然有选择的余地，又有什么必要被迫接受流体思维能力的下降呢？我们与祖先们不同，我们不需要在整个成年期不断地与我们在童年时期形成的认知缺陷进行斗争。一旦我们明白对流体思维进行优化不仅是可能的，而且对于任何年龄段的人来说都是必要的，我们就可以有意识地通过有针对性的学习来发展流体思维，而无须顾忌年龄因素。

简而言之，你不必再受限于你碰巧得到的这一版大脑应用程序。现在，你有机会升级它。发展良好的流体思维对大脑平衡至关重要。这就是为什么对领导者来说，优化全部十种无意识思维习惯非常重要——因为这些习惯是实现潜意识成功的关键。

重构教育、培训和辅导

明茨伯格曾倡导一种新的、更加平衡的学习方法，我深表认同。在前面探讨 CHC 理论的过程中，你或许已经了解到我们目前的教育方法主要依托于发展个人的晶体知识，而后测试个体对前述晶体知识进行回忆或表述的能力。这种学习方式在大脑中建立了一个庞大的知识数据库，并侧重于提高个人的晶体知识。不幸的是，这种方法也限制了教育者们对个人的总体思维、学习能力和应用能力进行检测和评估的能力，因为这种方法更关注的是我们知道什么，而不是我们如何思考。

此外，只注重学习新知识之所以无法实现最佳学习效果，还有一个原因就在于这种导向会使人低估流体思维在发展学习能力的过程中所发挥的作用，甚至往往会在无意中边缘化流体思维。这种低估虽然不是有意为之，却会产生深远的影响，因为大脑右半球——以及与之相关的十种无意识思维习惯——如果不能得到良好发展，会直接影响一个人的学习能力以及应用新的晶体知识的能力。

其实大脑仍有许多方面的认知能力尚未被发现，可以想象，流体思维对个人潜力的影响其实远比我们目前能理解到的还要广泛和深远。让我们思考一下：卡特尔发现，流体智力是影响一个人积累晶体智力的速度的决定性因素。因此，不难推测，流体思维水平更高的人能够在一生中获得（和应用）更多的晶体知识。流体思维毫无疑问是一个值得进一步探索的领域，特别是在教育领域以及（世界经济论坛所提出的）再培训危机的应对方面。

大脑如何指导我们工作

现在你已经明白了为什么说大脑的平衡至关重要，那么，接下来就该以更实操的视角来看看究竟如何升级你的大脑应用程序了。再次强调，由于发展大脑平衡是一个精准而又不失个性化的过程，本书只能帮助你理解我们的方法论。我重申这一点是为了管理读者的期望，因为我的目的是开启更为广泛的对话和交流，以期主流教育和绩效发展项目能够采纳认知科学和神经科学领域的原则。让我来带你品味一下采纳了认知科学理论的教育项目会是什么样子。

探究式学习和刻意练习

如果想要利用大脑的可塑性来增强一个人的流体思维，我们需要采用具有针对性的个性化方法。这将有助于培养一个人的无意识思维习惯，从而使曾经困难且耗时的任务变得更加轻松和快捷，进而显著减少执行这些任务所需付出的认知努力和精力。简而言之，发展得更好的无意识思维习惯能够将我们推向一种自动化状态。为了达到这一目标，我们将皮亚杰的探究式学习理念与K.A.埃里克森教授（Professor K. A. Ericsson）的刻意练习（deliberate practice）理念进行了结合。

这两种方法的结合是一条独特的路径，但也为认知的发展打下了坚实的基础。基于皮亚杰的探究式学习理念，我们会创造一种理想的环境，能够让个体去进行探究，同时让他们能够为自己的学习过程和结果做主。同样，我们利用埃里克森的刻意练习概念，以创新大脑练习（innovative brain exercises）的形式提供专门的训练。这些充满趣味且挑战性不断升级的流体思维活动会强化与无意识思维习惯相关的大脑例行程序。新异性的发展与例行程序的发展相结合，这符合大脑的学习方式，正是通过这种方式，流体思维得以加强，进而蓬勃发展。

刻意练习看似简单，其实远比看起来更复杂、更多面。它表面上似乎只是有意地练习做某事，但是实际上比这要复杂得多。根据埃里克森的说法，刻意练习必须包含以下内容：

- 必须有明确的目的或目标。
- 必须集中注意力。
- 必须在一个被明确定义的领域内进行，在这个领域内专家和新手的表现有明确的差异。
- 学习者需要得到反馈。
- 学习者需要被推出舒适区。
- 在面临暂时性的停滞期时，学习者需要运用新技巧和创造力来突破困境。
- 需要由一位经验丰富的导师或教练来设计并提供量身定制的教学计划，其中包括示范练习和学习技巧。

理解这些特征有助于界定刻意练习的边界，也有助于体现它与探究式学习的联系。这让我们更容易理解为什么流体思维的提升项目需要一户一案的个性化定制——简而言之，因为提升方案既要细腻入微，又要具体精确。阿诺德·帕尔默（Arnold Palmer）是一位非常成功的职业高尔夫选手，他有过一句深刻而又轻松的评论，抓住了刻意练习的精髓。他说：“这很有意思，我练得越多，就越幸运。”

我们通常会从十项无意识思维习惯中的专注思维开始着手练习，因为它有助于加强你的专注力和定向分配注意力的能力，从而进一步提升你基于特定目的的刻意练习效果，并提升未来认知发展的各种可能性。

我们的 TRACR 流体思维方法论

我们的流体思维项目是以我们的 TRACR 流体思维方法论为基础的，赫尔嘉·罗韦博士的研究为这套方法论奠定了基础，也被我应用到了这套方法论中。我与罗韦进行过多次探讨，而后我开发了一项非言语流体思维测试，用于衡量和测评你当前的流体思维能力。这项测试利用图片和表格来对全部十种无意识思维习惯的效能进行评估，同时确保我们在调用正确的大脑半球来参与测试。

图 8 说明了我们的 TRACR 流体思维方法论的步骤。接下来将详细对每一个步骤进行解读。

图 8　TRACR 流体思维方法论

如图所示，TRACR 流体思维方法论包含以下步骤：

- 测试（Test）——你大约需要花 40 分钟时间来完成我们的流体思维测试。
- 报告（Report）——然后，我们进行评分并生成你的流体思维报告，这类似于千人千面的大脑手册，它可以识别你的认知优势和认知阻碍。该报告包括一个个性化的规划路径图，它是根据你的特定需求而为你量身打造的流体思维发展计划。
- 行动（Act）——接下来，我们通过指导你参与一系列具有挑战性和趣味性的流体思维活动，完成一系列练习和谜题，带领你将定制的计划付诸实践。我们所设计的这些大脑辅导是专门用来开发无意识思维习惯的，而具体哪些无意识思维习惯需要被改善和提升取决于你的测验成绩。
- 改变（Change）——随着你的进步，大脑的训练会变得越来越复杂。在过程中逐渐升级训练问题的难度和挑战性并不断重复，这样的训练会推动你的大脑建立并强化神经通路。通过重复，你想要改善的无意识思维习惯会变得愈加高效和有效。

我们还会教你如何将改善后的无意识思维习惯应用到现实生活中，从而使这些习惯深深根植于你的大脑，并促进可持续的行为改变和大脑平衡。

- 再测试（Retest）——当你完成大脑辅导计划后，我们将重新对你的流体思维进行一次测试，并将结果与你最初的基准水平进行比较，这样你就能看到自己的流体思维有了多少提升。

值得注意的是，我们的流体思维测试既要衡量思维能力的有效性，也要衡量其效率。有效性（effectiveness）与思维质量有关（即，高或低），而效率（efficiency）则与思维速度有关（即，快或慢）。无意识思维习惯可以分为以下四类：

- **最佳技能水平**——有效性高（质量高）且效率高（速度快）
- **中等技能水平**——有效性高（质量高）但效率较低（速度较慢）
- **较低技能水平**——较低的有效性（质量低）和较低的效率（速度较慢）
- **过度发展**——较低的有效性（质量低）和较高的效率（速度快）

认知能力评估

20 世纪 70 年代，诺埃尔·伯奇（Noel Burch）开发了意识能力学习模型（the conscious competence learning model），该模型解释了人们是如何学习和掌握新技能的。这个模型认为，一个人从不具备能力到具备能力的过程中会经历四个阶段。以下是这四个阶段的概要：

1. **无意识且不具备能力**——个体存在盲点，不知道自己缺乏某种特定的技能。

2. **有意识但不具备能力**——个体能够意识到某种技能，但是缺乏执行能力。

3. **有意识且具备能力**——个体学会了一项技能，但还没有熟练到能够在不加思索的情况下执行。

4. **无意识且具备能力**——个体已经掌握了这项技能，并且可以自动执行。

我们利用意识能力学习模型来识别认知阻碍，并利用它来指引我们逐步克服短板。你的个性化流体思维报告会揭示你目前在四个能力阶段中处于哪个水平。图 9 中的矩阵为我们提供了一个概览，帮我们了解如何应用这个模型来对个人的认知优势和认知阻碍进行分类。

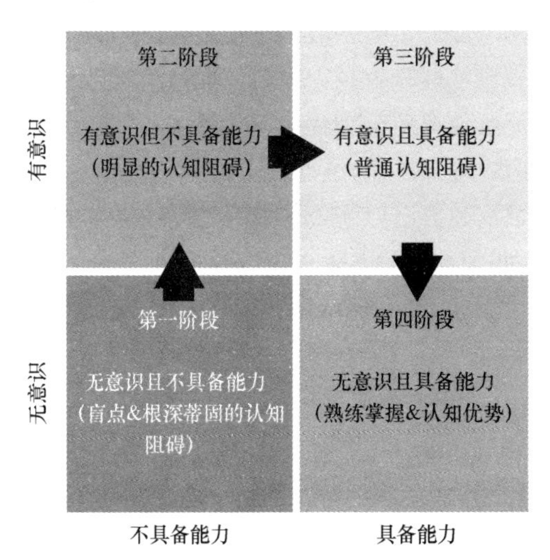

图 9　意识能力学习模型

接下来我将更详细地说明我们的测试与每个意识能力学习阶段的关系。

第一阶段：无意识且不具备能力

在第一阶段，无意识且不具备能力，个体完全不知道他们在特定领域缺乏能力。因此，从我们的角度来看，这个人存在根深蒂固的潜意识认知阻碍，需要进行大幅改善。通常，我将这类认知阻碍称为盲点制约因素，因为它们不在个人的意识和意料之内，但又会对人们的专业表现产生深远的影响。

以下这个例子展示了第一阶段制约因素可能会产生的影响。一位高管（我们姑且称他为麦克斯）的流体思维报告显示，他对不成文的社交规则缺乏敏感度，因此他容易无意中做出一些越界的举动。虽然麦克斯对他的个人流体思维报告中的大部分结论都表示认同，但是他对上述这项问题持不同意见。因此，我建议他向一些信任的同事寻求意见。

第二阶段：有意识但不具备能力

只可惜，麦克斯没有听从我的建议与工作中的一些相互信任的同事交谈。相反，他当晚回家后立刻问了自己的伴侣。他的伴侣让他坐下来，花了一个多小时给他列举了各种他曾经在模糊的社交规则下跨越了界限的例子。当他们的谈话结束时，麦克斯已经进入了第二阶段。现在他非常清楚自己会无意中冒犯别人。

当一个人处于第二阶段——有意识但不具备能力阶段时，他们能够有意识地察觉到无意识思维习惯中的认知阻碍显著地抑制了他们的表现。

第三阶段：有意识且具备能力

在第三阶段——有意识且具备能力，一个人开始明白如何来纠正无意识思维习惯中的阻碍因素。引导式的流体思维辅导和刻意练习对这个过程很有帮助。个人的行为开始改善；不过，这个过程仍然需要投入大量的注意力、精力和有意识的努力。我们称之为“成型中”阶段。虽然人们的确表现出改善的迹象，但是特定的流体思维技能尚无法自然而然地得以施展。

在第三阶段，我们与麦克斯一起对引发这种认知阻碍的无意识思维习惯进行分析。我们还为他提供辅导，帮助他在工作中应用新的社交技能。麦克斯不断地、有意识地、刻意地应用他的新技能，并且取得了很大进步。尽管他偶尔还会失误，但是他能够从错误中吸取教训，并进一步改善和发展自己的有意识能力。

第四阶段：无意识且具备能力

当一个人在特定的无意识思维习惯上进行了大量刻意练习后，与该习惯相关的、新的、改进后的行为就会变得浑然天成。到了这个阶段，人们对所期望的行为游刃有余，而且无论外部有怎样的压力他们几乎都可以在任何情况下执行这些行为。

在第四阶段——无意识且具备能力的阶段，经过不断重复练习，曾经的阻碍因素已经被转化为一种优势。人们无须经过有意识的思考就能胜任所期望的行为。当一个人可以在无意识的情况下成功地执行目标行为时，最佳表现就变得“可期”了，并且它是自动实现的。这正是潜意识成功的本质。

随着持续进行练习，麦克斯的新社交行为成了他的新常态，这让麦克斯、他的伴侣和他的同事们都感到宽慰。他也能感受到由于他不再无意中冒犯别人，同事们对他的态度也有所不同了。掌握了新的技巧后，麦克斯在应用它们时变得无意识地熟练起来。

认知能力在未来的成功中所扮演的角色

如果说潜意识成功是一组拼图，那么大脑平衡就是其中最关键的一片。我们所讲到的所有科学知识都有助于解释“大脑平衡对于实现个人成功至关重要”这一命题背后的原因。

在你阅读本书的过程中，你最终需要裁决大脑平衡究竟是你的需要还是你的期望。我相信大脑平衡是我的需要，它能够提升我的学习能力、有助于塑造认知能力、有助于在日益复杂的世界中帮我不断适应挑战。我持这一立场有两个核心原因：一是我们的数字化环境的迅猛发展（特别是随之而来的人工智能革命），二是对未来领导者获得成功所需的专业技能的预测。尽管还有许多其他原因，但是这两个原因最值得探讨。

世界经济论坛（World Economic Forum，简称 WEF）2020 年的《未来就业报告》强调了至 2025 年企业所需的十大技能。有趣的是，其中 80%的技能都以流体思维（以及所有十种无意识思维习惯）为基础并与之相关。仅有 20%的技能与晶体知识相关，而且获得并维系这 20%的技能同样需要通过优化流体思维来确保。图 10 列出了 WEF 所界定的技能。我把它们放在真实的商业背景下，对 WEF 界定的技能所属的认知领域进行了划分，清晰展示出哪些属于晶体知识、哪些属于流体思维。

认知领域	WEF技能分类*	WEF技能*
流体思维	问题解决	•分析思维和创新 •复杂问题解决 •批判性思维和分析能力 •创造性、原创性和主动性 •推理、问题解决和构思能力
流体思维	自我管理	•自主学习和学习策略 •韧性、抗压能力和灵活性
流体思维	与人合作	•领导力和社会影响力
晶体知识	科技的应用和开发	•科技的应用、追踪和掌控 •科学技术的设计和研发

*资料来源：世界经济论坛2020年发布的《未来就业报告》。

图 10 世界经济论坛提出的至 2025 年企业所需的十大技能

我们要持续应对技能反复回炉和不断提升的挑战，对此我们都将面临巨大的负担。要想跟上如此快速的节奏，我们需要通过探究式学习和刻意练习来发展自己的大脑右半球。如果没能锻炼好大脑右半球，我们将会因为信息处理速度较慢以及大脑应用程序中的故障而遭遇巨大的挑战和挫折。

我们该如何应对这些再培训的挑战呢？对此，这个世界尚处于“懵懂状态”。如何才能让我们采取的学习方法、培训方法和提升方法更加平衡——这将是对我们集体能力的一次重大考验。在我们的面前是无涯的学海，世人皆知以苦作舟，却很难理解我们其实可以利用大脑平衡“作舟”并轻松地推动我们前进。未来潜意识成功的实现与否将取决于我们如何开发大脑的能力。大脑平衡会带来“心极”状态，这是很重要的助力，也是重要的区别因素。它决定着我们是否有能力去对精心设计并升级过的大脑应用程序加以充分利用。

核心要点

- 对大多数人而言，大脑左半球负责语言功能，而右半球负责非言语功能（特别是视觉空间能力）。
- 我们通过新异性导向的右半球来学习新技能。一旦我们通过重复掌握了一项技能，它就会被转移到左半球，成为一种自动的、无意识的认知例行程序（例如学习开车）。大脑左右半球的能力平衡是潜意识成功的关键所在。
- 在认知能力的 CHC 理论中，晶体智力是所有先前习得的知识的积累。以我个人视角来看，它类似于书本智慧。对比之下，流体智力是解决新问题和非常规问题的能力，它不依赖先前获得的知识。它是适应性、学习敏捷性和灵活性的基础。以我个人视角来看，流体智力类似于江湖智慧。
- 在我的流体思维发展理论中，我用“晶体知识”一词来指代我们已知的东西，我用“流体思维”一词来指代我们在新情况下如何思考、学习和适应。神经可塑性是指大脑通过反复的心理活动和身体活动逐渐进行自我重塑的能力，神经可塑性对于增强流体思维至关重要。
- 世界经济论坛已经发出警告：受第四次工业革命的影响，预计到 2030 年，将有 10 亿人需要重新接受培训。从我的视角来看，世界经济论坛界定的十大技能中，有八项与流体思维能力有关，而只有两项与晶体知识有关。
- 想要确保未来能够成功，我们必须提升人们的流体思维能力。传统的基于左半球的、以语言为基础的方法对于流体思维的发展是一种低效甚至无效的方法。我们需要的是基于右半球的视觉空间新异性的方法。

第二部分

支柱一　控制注意力

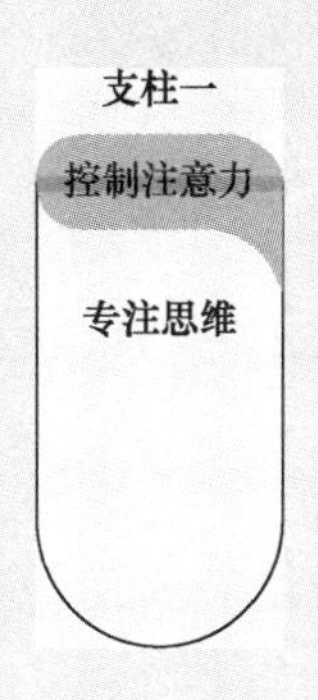

第四章

你的大脑喜欢分心

"专家就是那些善于简化决策和判断的人，因为他们知道什么值得关注而什么应该被忽略。"

——爱德华·德·博诺（Edward de Bono）

一天 24 小时还嫌不够用。日益增加的多重要求的压力可能会使我们像小蜜蜂一样忙忙碌碌，从一个优先事项飞到下一个优先事项，与此同时还要应对频繁的打断，并在分心的海洋中拼命保持专注。保持专注是一场战斗，因为让人分心的因素无处不在。这些因素可能是外部的（环境的），也可能是内部的（心理的）。我们多半时间都意识不到分心因素对我们的影响，因此我们对分心因素做着下意识的反应。更糟糕的是，我们的大脑天然喜欢分心。这意味着我们渴望分心，在面对复杂的、不愉快的或缺乏吸引力的任务时更甚。

我们能做完任何事情都堪称奇迹。大多数人都在与分心、确定优先级和拖延拼命抗争，我们怎么可能成功呢？由于我们在很大程度上是在无意识的状态下运转着的，所以我们并不完全理解为什么我们会表现出这样的行为模式，尤其无法理解那些对我们并没有帮助的行为。这意味着我们的大脑并没有有意识地去缔造成功。但是我们也不甘心让成功完全取决于机会和运气！正因如此，第一支柱是成功的重要基础。我们需要先识别出不利行为，然后才能逐步产生改变。

第一支柱是控制注意力，与此相关的无意识思维习惯只有一个，它被称为专注思维（见图 11）。

这种无意识思维习惯很宽泛，它影响多个领域。例如，当你分析详细材料、在会议中了解新概念、制定新战略和计划、委派活动，特别是与他人交往时，你都需要高度专注。我们的一些客户总是记不住跟别人的对话，因而担心自己的短时记忆有问题。然而，其背后的根本原因是他们的大脑并没有专注于对话，而在考虑其他事情。因此，信息从未被编码到他们的大脑中。那么回忆不起来也就不足为奇了！

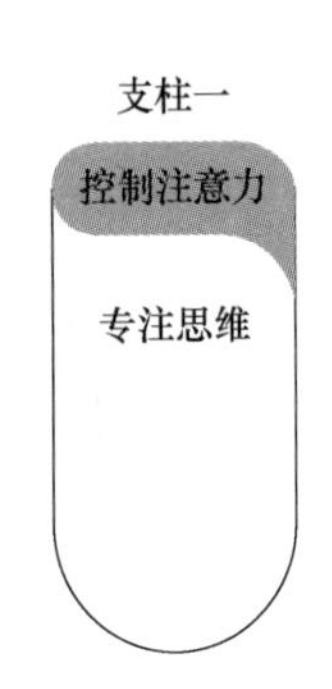

图 11 支柱一：控制注意力

专注思维对成功至关重要，而且几乎每个人都需要在这方面进一步发展。实际上，在我们测试过的人中大约有 90%最初显示出专注思维的效率较低或即将达到中等水平。这意味着他们在相当大的程度上容易分心。由于专注思维是在潜意识层面上发生的，人们甚至无法意识到他们在控制注意力方面存在困难。

尽管一切尽在掌控的感觉令人心安，但是仅靠意愿和意志力是不足以克服分心的。这是因为分心的根本原因与较低的专注思维能力有关。因此，无论你付出多少意愿和努力，都不可能在意识层面上形成对分心的长期免疫。尽管有意识的思维习惯和意志力可能有助于暂时性地缓解分心症状，但是既然有可能通过应用认知科学原理来解决根本问题，又何必要为难自己去忍耐分心的困扰呢？

培养专注思维这种无意识思维习惯，有助于增加你对注意力的掌控力，让你能够恢复精力，重新找回生活的平衡。想要实现这一点，我们需要利用大脑固有的神经可塑性，重塑大脑。所以说，我们现在有办法来控制自己的注意力，而不用一次又一次地成为分心和拖延的受害者。

利马・查理：我的表达清晰洪亮吗？

我们的专注能力本质上取决于我们大脑的信号与噪声的比例（signal-to-noise ratio）。通俗地说，信噪比（SNR）是指有关的信息

（即信号）与无关的信息（即分心带来的噪声）的比率。

> 分心制造了最多的噪声，这不仅是因为分心的来源五花八门，而且还因为它们通常比那些我们明知自己该做的事情更令人兴奋。

我经常在面向高管客户进行脑科学辅导时，用手机作为隐喻来解释信噪比。在智能手机屏幕顶部显示的阶梯形柱状图标显示了你的移动电话信号强度。当你看到四或五条柱形图标时，意味着信号很强，所以你在接电话时会清晰地听到来电方的声音。然而，如果你到了一个信号较弱的地方，你会开始在通话中察觉到一些噪声。你可能会听到嘶嘶声、声音断续或延迟，对方的声音也会变得扭曲。如果信号持续减弱，通话最终会断掉。

我们的大脑就像一个移动信号基站，它会为待办事项清单上的首要任务创建一个信号。例如，当我们需要写报告、制作演示文稿或为重要会议做准备时，我们的大脑必须首先为这项任务创建一个信号。然而，外部和内部环境中不断涌现的分心源会不断制造噪声，甚至会淹没信号。结果，我们发现自己被浪费时间的事情或低优先级的琐事分散了注意力，而没能将注意力集中在最重要的事情上。然后，下午快要过去了，我们开始意识到我们无法如预期那样今日事今日毕，昨天和前天也是如此，都没能完成最重要的任务！

在我们的大脑努力为最重要和最高优先级的任务创建清晰的信号的同时，我们的注意力却被噪声所吸引。分心制造了最多的噪声，这不仅是因为分心的来源五花八门，而且还因为它们通常比那些我们明知自己该做的事情更令人兴奋。因此，信号开始变得越来越微弱，甚至迷失在喧嚣的噪声之中，这使我们难以将注意力集中在最重要的事情上，反而会促使我们把注意力集中在那些竞相“求关注”的事情上。

如果想要把一个任务列为首要任务，它必须是重要的。但是许多人却误入了一种陷阱——他们所处理的事项的重要性远不如首要任务那般。随着截止日期的临近，那些最重要的任务变得越来越紧迫。一旦我们容许高优先级的任务变得紧迫，我们就会像踩着滚轮的小老鼠一样，只能不停地狂奔。然而，如果我们能早点关注高优先级的任务，它们就不会在后期变得那么迫切。

在军事术语中，“利马·查理”（Lima Charlie）就是“清晰洪亮”（loud and clear）的意思。这一流行语也适用于对注意力的控制，因为为了保持专注，我们的大脑需要一个“利马·查理”信号，明确我们的最高优先级是什么。一切又都回到了信噪比的问题上。我们的大脑需要保持清晰才能茁壮成长。如果不清晰，我们就会不断被噪声分散注意力。当噪声多到令我们无法将注意力继续集中在最重要的事情上时，我们就会堕入一个令人发狂的循环中不断打转。爱因斯坦曾说过：“疯狂就是一遍又一遍地做着同样的事情，却又期待不同的结果。”大脑信噪比失衡会制造一种循环，它让你觉得自己仿佛就要疯掉。人们常常因此而感到焦虑和筋疲力尽。

你得明白，你需要确定你的首要任务，这样你的大脑才能创造一个清晰的信号来让注意力集中在其上，这至关重要。然而，当你的大脑维持合理信噪比的能力较低时，连确定首要任务都会成为一种挑战。这正是为什么我们经常看到人们的行为就像《爱丽丝梦游仙境》中的爱丽丝一样：

“请你告诉我，从这里开始我应该走哪条路？”爱丽丝说。

“那要看你想去哪里了。”猫说。

“我不太在乎去哪里。”爱丽丝说。

“那你走哪条路都无所谓。”猫说。

就像爱丽丝一样，我们的大脑通常并不清楚我们的最高优先事项到底是什么。正如猫所说，如果你不在乎你想去哪里，那走哪条路又有什么所谓呢？这是一个很好的比喻——如果没有强烈的信号，你的大脑就更容易在不经意间跟着噪声走，在那时你甚至都意识不到自己已被噪声带偏。当这种情况发生时，是你的注意力控制了你的大脑，而不是你的大脑控制着你的注意力——高效的专注思维可以解决这个问题。

与所有的无意识思维习惯一样，专注思维也是可以培养的。想要把大脑辅导得更加专注，无异于通过举重来增强你的肱二头肌。两者都需要特定类型的练习，需要在一段时间内重复训练，才能达到期望的结果。在我们的高管大脑辅导计划中，我们采用了一套专门设计的刻意练习方法，它的基础是最新的神经科学研究成果。由于我们的九成客户都在与欠佳的专注思维较劲，可以说几乎每个人都需要努力培养这种无意识思维习惯。因为专注思维是一切的基础，它承载着几乎所有其他的无意识思维习惯，所以首先要培养你的专注思维，这会使你在之后的其他领域中更容易取得进步。

了解为什么你的大脑如此容易分心是一回事，而阻断分心的进攻并保持专注又是另一回事。

了解为什么你的大脑如此容易分心是一回事，而阻断分心的进攻并保持专注又是另一回事。通过刻意练习培养专注思维，可以显著降低分心的易感性，并显著提高你的生产力。

没有信号，全是噪声——代价极其高昂

受工作中的干扰之影响，普通人平均每年会损失大约 580 小时的生产力，这几乎占到总工作时间的 28%。

低信噪比所带来的注意力不集中不仅仅令人感到沮丧，而且还会带来严重的财务影响。经济学人智库有限公司在 2020 年对 600 名知识工作者进行了调查，并发表了调查结果。他们的报告“寻找失去的专注：分布式工作的引擎”（In Search of Lost Focus: The engine of distributed work）显示，员工因工作中丧失专注力而造成的年平均成本约为人均 3.4 万美元，对于美国企业整体而言，相当于每年大约损失 3910 亿美元。受工作中的干扰之影响，普通人平均每年会损失大约 580 小时的生产力，这几乎占到总工作时间的 28%。此外，该组织还计算出，公司通过提高员工的专注力能够带来生产力的提升，由此每年可以获得高达 1.2 万亿美元的收益。这意味着所有的干扰和由此产生的噪声减少了我们近 1/3 的工作生产力，并给企业带来了逾 1 万亿美元的成本。且不说这个财务数字多么可观，先想象一下，如果你每年能多完成 580 小时的工作，你将会取得怎样的成就。再想象一下，如果你能够把所有因工作以外的干扰而失去的时间都收回来，你在个人生活中又会取得怎样的成就。

尽管“寻找失去的专注”这一报告并没有提出改善员工专注力的具体解决方案，但是我们作为英格玛 FIT 项目的开发者非常清楚，培养你的专注思维可以显著提高生产力。如果想要弥补这每年损失掉的 580 小时，对于每年工作 48 周的普通人来说，需要每周弥补约 12 小时的生产力丧失。假设每周工作五天，这就需要每天大约多工作 2.5 小时。我们的客户经常报告说，通过培养专注思维使他们每天能够多获得一两个小时的生产力，而且通常在还没有完成整个辅导计划时就已经能看到这种效果。

当你的专注思维得到强化，你的大脑信噪比就会提高。这意味着你的大脑可以产生更强的信号，使你能够更轻松地聚焦在当前的任务上。这就好比给了爱丽丝一个地址和一款带有语音导航的地图应用程序。一会儿说“200 码后向右转”，一会儿说“目的地在你的左边”，一切指引都清晰洪亮。爱丽丝现在有了一个强大的信号。她知道目的地在哪并且有清晰的指引，她能够过滤掉干扰产生的噪声并控制自己的专注力。发展良好的专注思维使爱丽丝能够掌控自己的注意力，其途径就是让自己有意识地觉察周围的干扰并由自己来决定是否要对这些干扰进行回应。与此同时，爱丽丝可以与她的信号保持同步，以完成她的首要任务——安全到达目的地。

总而言之，当你的大脑能控制你的注意力时，你的生产力、时间管理能力和业绩表现都会自然而然地提高。

优先级，优先级，优先级

如果干扰有兄弟姐妹，那就是优先级。像大多数兄弟姐妹一样，优先级不断地争夺着注意力。让这个家庭的关系变得更为复杂的是，优先级并不总是清晰的，特别是当干扰在发脾气的时候。当你的大脑在干扰和优先级之间不断拉锯时，似乎一切都在动荡，每个优先级几乎都和次优级同等重要。这感觉就仿佛是置身于一台洗衣机当中一样，不停地旋转。我称之为漩涡效应（whirlpool effect）。

一周中最有生产力的一天是明天

如果说干扰和优先级是兄弟姐妹，那么拖延就是干扰最好的朋友。拖延就像那个时不常邀请你一起喝一杯的朋友，“只喝一杯”会变成“两三杯”，然后你们俩都会丧失时间观念，等你意识到的时候为时已晚。当我们分心时，拖延变得很诱人。在面对更有趣、更刺激的选择时，我们经常会放弃原定的优先事项。

想象一下，你的一个肩膀上有一个天使，而另一个肩膀上有两个魔鬼。前者是优先级，而后者是分心和拖延。后者总是试图夺走我们的注意力。难怪我们的大脑很难保持专注，也很难聚焦于优先事项。

核心要点

- 专注思维这项无意识思维习惯是大脑控制注意力的基础。
- 本质上讲，对注意力的控制归根结底是维系大脑内部信噪比的问题。

- 我们测试过的人里面，近九成人的专注思维能力属于低等到中等水平。
- 如果你的专注思维能力较强，你不太可能被干扰带偏。你也不会觉得聚焦于优先事项有多么困难。无论遇到多少诱人的干扰，你总能保持专注。因此，你也很少会拖延。

第五章

专注思维

“最危险的干扰就是你所中意的那些干扰项，只不过它们并不中意你。”

——沃伦·巴菲特（Warren Buffet）

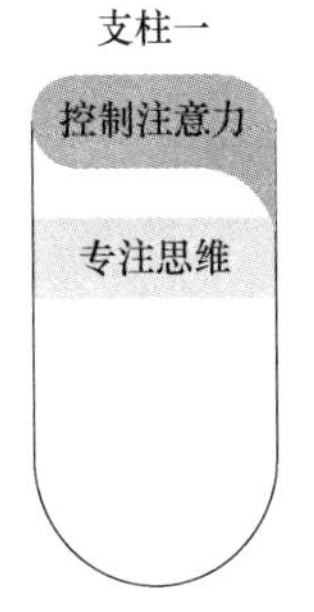

究竟是你的注意力控制着你的大脑，还是你的大脑控制着你的注意力？

这是一个很深邃的问题，因为它打开了一扇门，引领我们去进一步探讨大脑的运转机制以及我们对大脑优化的理解。这个问题也可能会让人感到局促不安，因为很少有人接受过有关大脑运转机制的正规教育。然而，我们创造收入的能力恰恰取决于对大脑表现的优化。

你的大脑钟情于各种干扰项，但是这些干扰项并不钟情于你，因为它们会将你从重要事务上转移开，形成一种恶性循环，消耗你的精力和个人能量。正如我在前一章中提到的，我们大多数人都会受到这种困境的困扰。我们以各自的方式不停忙碌着，被一些闪亮亮的东西所吸引，从一件事情转向另一件事情。

但是，分心和拖延不是无法克服的，专注思维这项无意识思维习惯可以战胜分心和拖延。如果你能提升你的专注思维，就能更好地控制注意力，也就不用再依赖肾上腺素的冲动来帮你冲过终点线。

专注思维的无意识思维习惯模型

专注思维对于提升个人生产力、团队生产力和领导能力都至关重要。我们的大脑运用这种无意识思维习惯来确保自己能够恰当地引导注意力，并将注意力集中在最重要的事务上。当我们需要抵制工作环境中那些诱人的分心刺激（“你想喝杯咖啡吗？”）时，抑或需要控制无意识的胡思乱想（“让我想想今年我会去哪里度假……”）时，这一点尤为重要。

正如你在第四章中所了解到的，在英格玛 FIT 教练课程中，我们测试过的绝大多数人的专注思维都处于较低至中等水平。稍后我们将在本章中探讨这种不平衡对我们的个人生活和职业生涯的负面影响。

如果你的专注思维能力较低，你的无意识思维习惯可能看起来比较像下面所举的这个例子：

提示：你有一份重要的报告要在两周内交付，这是你的头等大事。

例行程序：你下意识地启动了你那不够完善的专注思维例行程序。

输出：你经常拖延，经常因次要活动而频繁地分心，这些活动相较于写报告更容易也更有趣（还能让你产生自己很有生产力的错觉）。然后，在报告截止日期来临的前一天，你必须得疯狂加班才能最终完成任务，而且经常是踩着截止时间交付。

如果专注思维能力较低，大脑就很容易被外部环境的工作活动

（噪声）分散注意力，而且由于大脑的信噪比较低，会难以保持对头等大事（信号）的专注。

狩猎采集时代的注意力——一种假设

我提出了一个关于专注思维的演化理论。在狩猎采集时代，人类会用大概10%的时间积极地捕捉猎物，而用90%的时间探测环境中的威胁并寻找潜在的猎物。我的假设是，他们在捕猎时需要让注意范围缩小，注意对象固定不变，而在扫描环境时在则需要让注意力保持较为宽泛的范围，注意对象也灵活多变。

相较于那个时代，我们如今生活的世界和环境都发生了翻天覆地的变化。如今，许多人是知识工作者，他们以思考为生。我们要在数字化的工作场所执行高度复杂的任务，因此我认为我们现在大约有90%的时间需要保持小范围的专注。其余时间，我们需要保持较为灵活宽泛的注意力。

不幸的是，大多数人直到如今仍然保持着狩猎采集的模式。我们通过英格玛 FIT 项目了解到这一点，因为我们测试的90%的人的专注思维能力处于较低或中等水平——也就是说，他们的大脑主要处于较为灵活宽泛的“周边关注”（peripheral focus）模式。这就是为什么大多数人如此容易分心，无论是自己的想法、环境中的干扰还是其他的噪声都可能分散我们的注意力。

让我解释一下我是如何形成这个假设的。根据《科学美国人》（*Scientific American*）杂志的报道，我们的大脑在过去的1万年里并没有发生实质性的变化。它的大小和容积基本保持不变，无非是随着时间的推移，在饥荒和疾病交替出现的情况下略微扩张或收缩，以适应不断变化的外部条件。

我想邀请你一起思考，在过去大约1万年之间，有哪些宏观因素会对专注思维产生影响。我们的狩猎采集祖先在大约1万年前开始耕种，这一变化使他们的大脑需要以全新的方式运作。作为狩猎采集者，他们大部分时间需要保持较为宽泛的“周边关注”以维持生存。只有这种宽泛的注意能使他们在更广泛的范围内更快速有效地扫描自然环境，一边寻找猎物，一边避免成为别人的猎物。只有在发现猎物后，我们的祖先才会无意识地切换到小范围的专注。这种切换使他们能够把注意力集中到要捕捉的猎物身上，并且通过团队协作的方式来共同捕获猎物。在狩猎过程中，大量的肾上腺素和皮质醇会涌入他们的大脑，帮助他们将注意力维持在固定的对象和狭窄的范围上。依据我的推测，我们的祖先只在一个相对短暂的时间内依赖肾上腺素这种激素——时间的长度足够捕获猎物即可。而在其他大部分时间里，祖先们的大脑会保持较为宽泛的“周边关注”，并不需要持续依赖肾上腺素就能够保持这种状态。

如今，我们需要的专注模式与我们的祖先完全不同。我们把许许多多的白天和夜晚都献给了距离我们仅仅一臂之遥的计算机屏幕。这意味着我们需要在大部分时间里保持狭窄的、固定的专注；然而，我们的大脑仍然保持着狩猎采集者的运转模式，保持着较为灵活宽泛的周边关注。进化尚未完全跟上变化的步伐，这正是我们所面临的潜在困境。

唯独有一种情况更青睐较弱且较灵活的专注，那就是在进行创造性或创新思维时（见第八章），因为这种专注模式使大脑能够以更自由流畅的方式运作。不过，理想的情况是，你能够通过有意识的自主选择来启动这种柔和的专注，而不是无论进行何种活动都处于这种无意识的默认模式——低专注模式。

我们测试的高管中 90%以上只具备低等至中等的专注思维能力，而我的假设恰好揭示了可能的原因。当我们处于柔和的周边关注模式时，环境中的噪声和变化会不断地分散我们的注意力，我们会在无意识的情况下对这些干扰做出反应。这种本能行为正是许多人难以对首要任务保持专注的原因所在。幸运的是，如果能够利用大脑固有的可塑性来对神经通路进行重塑，这个问题就能够迎刃而解。任何人都可以通过专家教练设计的刻意练习方法来使之成为现实。

我们生活在一个充满干扰的世界

我们阅读的许多内容以及我们试图融入生活的许多知识都是严肃而又重要的，但是当我们阅读的材料枯燥无味时，学习可能会变得困难重重。实践是大脑进行学习的最佳方式，乐趣、游戏和挑战是大脑茁壮成长的必备条件。我们的大脑辅导方法遵循且采纳了上述学习原则，因此能够成功地改变无意识思维习惯。

我们听说过很多提高专注度的方法，比如你可以关闭外部干扰，诸如手机、电子邮件通知、即时消息等。这种方法的基础是获得晶体知识的方法，它虽然听起来具有不错的理论可行性，但并不一定可持续——让我来解释一下。首先，关闭外部干扰的方法治标不治本，你只不过改善了低专注思维的症状，而没有解决根本问题，因为问题的根源深藏于你的潜意识大脑。其次，即使你清楚地知道自己应该做什么（即尽量不要查看手机和电子邮件），时间一长，这也是几乎不可能做到的。我们的大脑就是无法抗拒手机和电子设备的诱惑。我们告诉自己“只看一眼，很快”。然后，说时迟那时快，我们转眼就已经开始回复电子邮件和短信了，尽管其中大部分要回复的消息并不紧急。很快，更多的分心事务会让我们与最重要的事情渐行渐远，而我们甚至意识不到这种情况正在发生。

我们不想采用晶体知识的路径，提升流体思维和专注思维需要采取主动学习和经验主义的方法。获得新知识与整合既有知识截然不同，它们之间存在很大的差异。整合需要大脑重新调整神经通路。这个过程需要时间。这就是为什么我们的客户要花上几个月的时间进行刻意练习，以提升他们的无意识思维习惯的效率。

有一个比较好理解的例子。几乎每个人都熟悉“瓦尔多在哪里？”这个游戏，它的挑战性就在于玩家需要找到一个名叫瓦尔多的角色，而他被巧妙地隐藏在艺术家的插画中。如果用大脑的信噪比作为对照，你可以把瓦尔多看作是信号，而图片中的其他人都是噪声。专注思维较差的人会觉得“瓦尔多在哪里？”这个游戏极其令人沮丧。他们要花费很长时间才能找到瓦尔多，因为他们的注意力不断被图片中的其他人分散。

我们所采用的刻意练习是经过科学设计的，它与“瓦尔多在哪里？”的难题异曲同工，能够帮助你提高专注思维能力。当你通过不断练习能够逐渐解决越来越难的难题时，你的大脑就能逐渐学会增强瓦尔多的信号并降低背景噪声。最终，你大脑的信噪比会得到改善，由此你的专注思维也会变得更加高效且有效。

尽管解决有挑战性的、有趣味性的难题可以改善你的专注思维，但是必须要强调，这种活动只是我们达到目标的手段。找到瓦尔多并不是最终的目标。最终的目标是增强你的专注思维能力并让你能够运用这种能力，这样才能减少你在工作、家庭、社交、娱乐等生活的方方面面被分心的情况。

我们在日常生活中都会面对各种外部干扰。其中一些最常见的干扰与科技相关：电子邮件、电话、短信、社交媒体表情包、通知和提醒，更不用说我们在搜索引擎中浪费的那些时间了。还有一些干扰是临时的，比如：停下来喝杯咖啡、临时加的会议以及分心界的王者——“你能不能腾出五分钟出来讨论一下……？”除了这些外部干扰，我们还会被内在的心理世界干扰并转移注意力，比如我们的思绪会天马行空漫无边际地游荡，我们也会做白日梦。

让我告诉你一些事实。首先，不是只有你这样，你并不孤单。其次，仅凭意志力是无法克服这些干扰的。记住，你的大脑仍然在以1万年前的方式集中注意力，所以不要对自己太苛刻。不过，你得让自己的大脑知道，是时候更新那些支撑专注思维的认知习惯了。

分心：信息时代的内在挑战

“信息消耗的东西显而易见：它消耗了接收者的注意力。因此，海量的信息会造成注意力的贫乏……”

——赫伯特·A.西蒙（Herbert A. Simon）

1971 年，诺贝尔奖获得者、经济学家赫伯特·A.西蒙在发表如下见解时展现出了非凡的洞察力。他说："信息消耗的东西显而易见：它消耗了接收者的注意力。因此，海量的信息会造成注意力的贫乏……"我们生活在由信息主导的时代。我们所拥有的内容数量之浩繁前无古人，但是我们消化这些内容的能力却比以往任何时候都低。我们需要理解注意力的贫乏，因为如果我们忽视这一事实，我们可能会落入一种陷阱，误以为能力是可选择的，注意力是可以通过自律实现的，而这种误解会耗尽我们的精力。我们已经以最精炼的方式提炼出了要点，由此不难理解为什么世界卫生组织（WHO）在 2019 年引入了倦怠综合征（burnout syndrome）这一概念并将其合法化。

问题在于，分心刺激——特别是外部分心刺激——经常被忽视，因为它们发生在我们的意识阈限之下，而且大部分没有被注意到。事后的反思能够充当一面镜子。虽然会令人不舒服——因为它反映出我们在注意力上的妥协所造成的后果和负面影响，但是当我们反思时，我们能够意识到分心刺激是如何产生影响的，以及掌控注意力是多么重要。

我们必须承认，有许多技术能够帮助我们在一个较短的周期内改善注意力，这些技术能够帮助我们暂时性地培养出一种专注的心理状态。然而，我们的日常工作和个人生活所具有的基本属性经常会令我们脱离这种状态。随着截止时间的迫近，在视频会议、线下会面、电子邮件、简报等事情的纷扰中，我们毫不知情地丧失了对注意力的掌控。在没有有意识觉察的情况下，我们的思绪开始游荡，分心再一次夺走了我们的注意力。

深入兔子洞

我也不想总是传递坏消息，但是在探讨专注力的过程中，我还是得秉持诚实至上的原则。关于分心的探讨还没结束。事实上，外部分心还有一个孪生兄弟，叫作内部分心。

还记得爱丽丝吗？如果你对刘易斯·卡罗尔（Lewis Carroll）的故事耳熟能详，你一定知道爱丽丝在漫游跌入兔子洞后最终来到了仙境。有趣的是，研究显示我们大概有 50%的时间会从手头的任务上“漫游”开去，然后掉进自己的兔子洞里。我们的“仙境”里充斥着无尽的白日梦、胡思乱想以及与手头任务无关的思绪，这一切都会损害我们的注意力和生产力。

我们的思绪喜欢漫游，但是我们喜欢的东西可能与对我们有益的东西存在直接的冲突。我们必须要明白心灵是具有创造性的漫游，而且它会莫名其妙地漫游和飘荡。与爱丽丝不同的是，你甚至意识不到自己已经掉进了兔子洞，直到被“惊醒”时才会发现。内部分心的形式多种多样。

例如，你是否注意到自己在读书或者读在线文章时会反复阅读一段文字，原因就在于你的思绪飘了一下，没能有意识地理解页面上的内容。你是否发现自己的思绪在会议中飘向了待办清单上的急需完成的任务，抑或飘向了对下个假期的憧憬，抑或关于午餐吃什么的思考？这些都是兔子洞。但是你的大脑并不会竖起一个霓虹灯警示牌来防止你掉进兔子洞，这就是为什么我们需要培养专注的无意识思维习惯，以此来重新掌控注意力的主动权。

优先处理优先事项

镜子镜子，告诉我，哪个才是最重要的优先事项？如果事情能够这么简单那该有多好！可惜呀，我并不从事稀有魔镜的贸易工作。不过，我确实有一些可以让你获得期望结果的方法。

区分优先级确实很复杂，因为它需要两种关键技能：

- 理解如何定义优先事项并进行排序
- 控制你的注意力

区分优先级的能力还依赖于另一项无意识思维习惯——概念思维（见第九章）。此外，我们还需要高效的专注思维和理想的大脑信噪比，因为我们的首要任务通常是庞大的、复杂的，甚至可能是令人生畏的、乏味的。因此，即使我们通过有效设置优先级使大脑产生了非常清晰的信号，分心也同样会潜伏在四周伺机而动，时刻准备着将我们的注意力从首要任务上面夺走。

我们需要利用健身器材来锻炼身体这一理念已经广为人知，但是几乎没有人知道你也可以通过特定的练习来锻炼大脑。

尽管我们的大多数客户都对上述原则有基本的认知和理解，但是他们仍然发现自己会反复以同样的方式陷入分心的陷阱。这是因为对专注思维形成概念性的理解与将其发展为无意识思维习惯是截然不同的。让我给你打个比方。假设你想要拥有肌肉线条清晰、体脂率低的身材。你可以制订一个锻炼计划，让自己每天在健身房锻炼一小时，但是如果你把这一个小时花在健身房的蔬果吧里面，你的身体是不会有任何改变的。你需要用上健身器材，只有真正进行锻炼才能获得你想要的结果。因此，对于专注思维的概念性理解并不足以让你具备控制注意力的能力，这就跟在健身房的蔬果吧里闲逛并不会让你拥有健美的身材是一个道理。我们需要利用健身器材来锻炼身体这一理念已经广为人知，但是几乎没有人知道你也可以通过特定的练习来锻炼大脑。

首先、其次、再次——多任务处理的神话

当我们谈及多任务处理，就会不断联系到效率（思维速度）和有效性（思维质量）这两个概念。问题在于多任务处理是一个神话。不幸的是，我们的文化在不断传播这个神话。社会规范造成了多任务处理的压力，设定了无法达成的不现实的期望，最终导致了巨大的压力。事实上，多任务处理会让你变得更加低效。

鲁宾斯坦（Rubinstein）、伊凡斯（Evans）和梅耶尔（Meyer）在《实验心理学杂志：人类的知觉与表现》（*Journal of Experimental*

Psychology: Human Perception and Performance）上发表了一篇题为“任务切换中的认知过程执行控制”（Executive control of cognitive processes in task switching）的文章，由此揭开了多任务处理的神秘面纱。他们的研究表明，即使是在不同任务之间进行简短的切换，也会导致四成的生产时间损失。此外，当任务非常复杂或陌生时，任务切换会浪费更多的时间。

因此，尽管许多人出于美好的意愿并行处理多项任务，但实际上这种做法恰恰在浪费和削减我们的生产时间，多任务切换加剧了问题的复杂性，也会妨碍专注思维。科学研究不断让我们回归到专注思维这一基础支柱，不断强调我们需要学会控制注意力这一主张背后的根本原因。如果总是不断围绕着次要事务忙来忙去，我们注定会远离首要任务，仿佛一切事务看上去都同等重要、同等紧急，进而让我们陷入大脑倦怠的状态。

有趣的是，专注思维发展程度较高的人很少尝试多任务处理，因为他们知道多任务处理是一种低效的工作方式。他们的大脑能够在一开始就创建清晰的信号，因此他们很容易专注于他们的最高优先事项。与此形成鲜明对比的是，信噪比较低（因此，专注思维较差）的人经常尝试多任务处理，因为他们没能意识到忙碌并不能与高生产力画等号。

如果奥运会有拖延比赛，我能赢得金牌

专注思维较差的最常见症状之一就是拖延。毕竟，有的事情明天做也没什么不可以，那又何必要今天做呢？这就是拖延冠军的态度。

好了，不开玩笑了。任务越复杂越宏大，你就越有可能拖延。我们那些良好的意愿和所谓的最佳实践在拖延的诱惑面前都形同虚设。一旦分心与拖延联袂登场，至少在认知层面上胜算就已经不在我们这边了。一旦如此，我们就该知道大脑的信噪比会降低，因此我们的注意力很容易被带偏。不过，现在我们也了解到，通过进行大脑锻炼来培养更高效的专注思维这一无意识思维习惯，我们可以跟这些让我们

偏离主航道的因素进行智斗。

说回来，如果大脑如此擅长拖延，我们是不是任何事情都完不成了呢？欢迎肾上腺激素进入竞技场，它是能扭转局势的、无敌的重量级冠军。肾上腺素和皮质醇总是能拯救我们的一天；不过，依赖它们来提供能量、提升注意力的代价相当高昂。从长远来看，这种方式完全是一种在截止时间前冲刺的不可持续的方法。你可以拼命加班，工作到深夜，但在这个过程中，你自己也会被掏空。无论你对自己做出多少次承诺，说下次一定会改变，但是想动动嘴就能打破固有的模式也太天真了。除非你能重塑自己的大脑，培养更强的专注思维能力，否则情况不会有任何变化。我希望你停下来思考这个基本事实。我们的许多客户总是误以为自己应该能够控制自己的注意力，结果他们总免不了对此感到沮丧。他们责怪自己缺乏自律和意志力，但是这种想法只能说是一厢情愿，它与事实大相径庭。

你的大脑结构影响你的表现

你对生理压力和心理压力的反应取决于大脑的建构方式。罗伯特・M.耶基斯（Robert M. Yerkes）和约翰・D.多德森（John D. Dodson）的研究成果能够帮助我们理解这方面的科学结论，他们在1908 年发表了一篇名为“刺激强度与习惯形成速度的关系”（The Relation of Strength of Stimulus to Rapidity of Habit Formation）的论文。当时他们的理论被认为具有突破性的意义，后来被称为耶基斯–多德森定律。

耶基斯是一位美国心理学家，于 1902 年在哈佛大学获得博士学位，后成为哈佛大学的心理学教授。起初他以老鼠为研究对象，后来逐渐对人类的心理测试和测量产生了兴趣。他被认为是首位开展大规模心理测试项目的人，彼时正值第一次世界大战期间，大约有 170 万人接受了心理测试。耶基斯被认为是比较心理学——一门通过研究动物以了解人类行为的学科——领域的杰出先驱。

多德森是耶基斯在哈佛大学的硕士研究生，他们一起撰写了上述论文。多德森于 1918 年在明尼苏达大学获得了心理学博士学位。尽管耶基斯和多德森在以后的岁月里偶尔保持联系，但是我们对多德森的职业生涯了解甚少。

根据耶基斯–多德森定律，一个人的表现与其生理激活水平或心理激活水平或其所体验到的压力水平有关。重要的是，随着压力的增长，表现会逐步提高，但是在达到一个临界点之后，表现会迅速下降。正如你在图 12 中所看到的，大脑有一个最佳表现的窗口，在此期间大脑会利用压力来增强我们的专注力。肾上腺激素能够把我们推向巅峰状态，使我们能够克服拖延。压力使我们能够有效地集中注意力，帮助我们在截止时间之前完成任务。不幸的是，这种激素促进会让我们付出巨大的个人代价。这幅图表还显示出，当任务乏味且不能带来足够的压力时，我们会感到缺乏动力，而过多的压力会导致焦虑和恐慌的心态，进而显著降低表现，并增加错误和返工的可能性。

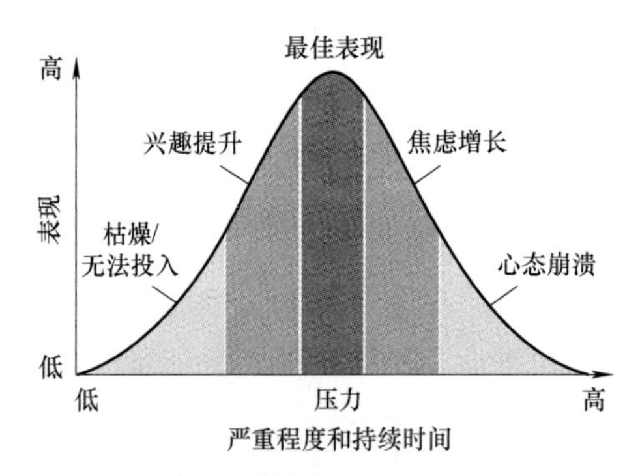

枯燥/无法投入	兴趣提升	最佳表现	焦虑增长	心态崩溃
• 无聊 • 容易分心 • 不投入 • 无动力	• 感兴趣 • 专注提升 • 变得投入 • 动力提升	• 进入状态 • 高生产力 • 高专注度 • 完全投入 • 动力十足	• 焦虑 • 容易出错 • 难以专注 • 投入减少 • 动力降低	• 恐慌 • 筋疲力尽 • 无法专注 • 无法投入 • 痛苦

图 12　耶基斯–多德森人类表现图表

许多人认为自己在压力之下能工作得更出色，但这只是因为他们依赖肾上腺激素。如果你的专注思维发展得很好，那么即使没有迫在眉睫的截止时间压力，你也能高效地工作。这意味着你不需要让大脑沉浸在肾上腺激素中，也不需要让你的头脑和身体处于显著的压力之下，同样能够集中注意力。不幸的是，长时间的高压力会导致健康状态恶化，又被称为“倦怠”；同时也会导致个人表现和职业业绩下降。世界卫生组织（WHO）将倦怠归为一种“职业现象”，而且最近在《国际疾病分类》（International Classification of Diseases，ICD-11）中修订了对这种状况的定义。ICD-11 对倦怠的定义如下：

倦怠是一种综合征，是由于长期的工作压力未能得到成功管理而导致的一种结果。其特征包括三个维度：

- 感到能量枯竭或被掏空；
- 与工作的心理距离增加，或者与工作相关的消极情绪、愤世嫉俗的情绪增加；
- 专业效能降低。

好消息是每个人都可以增强自己的专注思维。想象一下，如果你不再在分心干扰、矛盾的优先级以及拖延中闷头打转甚至迷失方向，你的生活会是什么样子。培养良好的专注思维能够改变这种局面。专注思维让你具备以可持续的方式抵达业绩巅峰的能力，使你能够在更短的时间内产出更多、更高质量的工作输出。专注思维能够拓展你的能力，让你跨越当前的潜力水平，而不仅仅是在潜力范围内忙忙碌碌忽上忽下。

比安卡的故事：分心的扰乱

说到这里，我要把比安卡（Bianca）请出场了，她像一只困在瓶中的蜜蜂，也是本章故事的主角。这个故事探讨的是我们如何控制注意力。让我们和比安卡一起嗡嗡嗡地飞入分心的世界，然后前往优先事项，最终降落在拖延之地。

比安卡是一位充满活力且知识渊博的资深人力资源主管，她非常擅长与人沟通。她的同事们常常调侃她是瓶中的蜜蜂，因为她总是在办公室里嗡嗡嗡地忙个不停，同时兼顾多项任务。她是一个有团队精神的人，总是乐意帮助他人。由于她的同事们非常仰仗比安卡的知识，免不了经常会打断她，想要占用她五分钟时间咨询问题或者喝杯咖啡聊点事情。不幸的是，她忙碌的习惯让她偏离了自己的重要任务。尽管她做了那么多事情，却没有达到自己的生产力目标。"闪光物综合征"（shiny object syndrome）[⊖] 让比安卡备受困扰——就是说，她的大脑不能引导她的注意力，反而是她的注意力引导着她的大脑。

比安卡能够意识到自己容易分心。越来越多的证据表明，她的专注思维水平较低，也就是说她容易出更多的错误，进而导致要多花费数小时重做，而且随后会进一步影响低效的多任务处理。她原本可以尽早地、有效地将任务委派出去，但是时间压力和截止时间影响了她的沟通，阻碍了她进行任务委派。因此，比安卡为了在时限之内完成工作而拼命加班。所有这些事务让她的精力完全被掏空，长期让自己处于能力的极限边缘。

比安卡每天忙来忙去，又被闪光物综合征困扰着，这令她感到沮丧、焦虑和精神上的枯竭，她难以专注于自己的重要任务。受此影响，她的团队的生产力和士气也下降了。为了重新集中注意力，比安卡做了我们经常做的事情：她把自己的优先事项写在待办清单上。哦，我们是多么依赖著名的待办事项清单啊！它总能短暂地安抚我们的神经，就像大冷天里的一杯热巧克力一样，总能带给人暂时的舒适。制定待办事项清单可以让我们的头脑清晰起来，这样我们就可以暂时停下来，感觉局面更加可控。不幸的是，这种淡定和清晰的感觉是相对短暂的。比安卡低头看看自己的清单，她决定回家喝一瓶酒——

⊖ 尽管闪光物综合征通常与寻求新鲜刺激的行为相关联，但是我们以及许多客户都使用这个术语来描述易分心性（这与较差的专注思维相关），这种易分心的特点会导致较低的生产力和拖延。

哦，不好意思，讲错故事了，实际上，她的舒适感变成了不适，因为她意识到自己需要完成的任务太多了，而且重要性都很高。

尽管比安卡的任务清单全面、准确而且区分了优先顺序——标准的待办事项清单该有的内容它都有——但是很快分心就会将她的重点任务拉入繁杂事务的漩涡，进一步加剧她的生产力低下问题。下班时间总是一如既往来得太快，比安卡的待办事项清单上的重要任务仍未完成，这让她的士气更加低落。日复一日，她总是留下来工作到更晚。尽管她把工作时间拉满视作肩头的荣誉勋章，但是她发现自己的能力极限也已经被拉满。周末，她疲惫不堪，这点可怜的休息时间甚至不够她把电池充满，只能勉强恢复支撑下一个忙碌的五天的续航电量。

也许你想知道比安卡对此想过什么办法，动用过哪些资源，比如有没有利用过众多号称有助于提升注意力和专注力的资源。如果我告诉你她已经完成了多门时间管理课程的进修，你会觉得出乎意料吗？她还尝试过消除外部干扰，比如电子邮件、电话和社交媒体。[⊖]

比安卡尝试了多种解决方案却仍然无法解决问题，于是结论变得越来越显而易见，比安卡需要改进的是控制注意力的能力。任务越大、越复杂、越无聊，她就越容易分心和拖延。每当需要写报告时，拖延的习惯都会令她感到沮丧和恼火，因为她总能把任务拖到最后一刻。于是，比安卡决定尝试不同的策略。她决定在物理上把自己隔绝开来，期待能够通过这种方式来消除干扰。最终，她还要给自己洗脑，让自己相信自己能够克服拖延并完成自己的首要任务。

下一份重要报告的截止日期就要到了，比安卡决定尝试一种不同的方法。截止日期前一周，她清空了整天的行程，决心在家工作，相信自己能够在没有干扰的环境中更好地集中注意力。比安卡告诉她的行政助理，除非事情紧急，否则不要打扰她。但是当她自我隔离的那

⊖ 尽管这些策略在短期内可能有助于治疗专注思维水平低的相关症状，但是这些方法并不能以可持续的方式带来轻松和平衡。这就好比通过喝止咳糖浆来治疗扁桃体炎。止咳糖浆可能有助于暂时缓解咳嗽的症状，但它不可能治愈你的扁桃体，因为它不能解决根本问题。

一天到来时，她发现自己依旧被干扰和拖延所困扰着。她的思绪不断地游离，像爱丽丝一样一头扎进了兔子洞。我们可以理解，比安卡越来越失望。她的计划并没有达到她所期待的效果。

时间一分一秒地过去，随着截止时间的临近，这越发令人不安。比安卡的压力上升，焦虑也开始加剧。突然，在最后一天，她的注意力变得极度集中。她拼命地工作，最终在午夜完成了报告。工作完成时，比安卡回想起前一周自我隔离的那天，感到非常好奇："为什么那时候我完全无法集中注意力，而在最后一刻却又突然能够控制自己的注意力了呢？"

比安卡并不知道，她已经触及了大脑的秘密武器。㊀

比安卡面临三重挑战：

1．很难确定她的首要任务，因为她的待办事项清单很长，而且似乎每件事都非常重要。

2．这种缺乏清晰度的情况意味着她的大脑缺乏明确的信号来引导她究竟应该把注意力集中在哪里。

3．由于缺乏清晰度，分心带来的噪声就会制造更大的音量。

三重挑战叠加组合让她感到无力应对，没有能够战胜噪声的可能。比安卡一直处于不稳定状态，直到她的肾上腺激素激增，激素水平高到足以令她能够逼出成果。她试图兼顾多项工作，从一个任务跳到另一个任务，尽管她尽了最大的努力，也把自己搞得筋疲力尽，但却很少成功地达到自己的目标。

和大多数人一样，专注思维水平较低给比安卡带来了很多困扰。此外，她的概念思维也发展得不够完善，这也是她在任务优先级方面遇到如此多的困难的原因所在。尽管比安卡学习的有意识策略可能会对此有所帮助，但是它们最终都没能摆脱分心和拖延的循环套路。除非她能培养更好的专注思维，否则比安卡在控制注意力方面将不断面

㊀ 当情况变得艰难时，我们的身体会分泌肾上腺素和皮质醇。我们之前讨论过耶基斯-多德森定律，按照这个定律，当截止日期逼近时，我们的压力会增加，肾上腺激素的冲击会随之而来，这些激素会帮助我们克服分心和拖延。

临挑战。试图保持注意力就好比试图在不带氧气瓶的情况下进行海洋深潜，那是相当困难的，而且只能维持很短的时间。

低度专注思维的影响

通常，只要分心不太严重就看起来问题不大。毕竟，在你畅想巴哈马之旅或者在你犹豫午餐是吃沙拉还是三明治的时候，没有人会受影响，对吧？无论你的思绪在开会时飘到哪都不会造成严重的伤害，话虽如此，但是你仍然有可能在某些方面伤害到自己。首先，你可能错过讨论中的一些重要信息。如果你遗漏掉重要的细节，会影响同事们对你的看法以及你所产出的工作的质量。

低度专注带来的另一个常见后果是被动听取（reactive listening）。当一个人的专注思维能力较低时，他在会谈和商务场合中并不完全专注。他们的思绪飘忽不定，因此他们有效建立关系的能力也会随之减弱。即使他们听到你在说话，但是他们并没有以专注的方式倾听，因此他们的回应往往更多是反应性的，而非发自内心的。思绪飘忽的后果会逐渐累积，影响工作质量和职业关系，并且可能严重阻碍职业发展。因此，兔子洞并不美好，我想我们肯定能达成一个共识，我们思绪的“美妙仙境”给我们留下的是一些并不那么美妙的后果。

专注思维发展程度较低的第三个后果是不快乐。基林斯沃斯（Killingsworth）和吉尔伯特（Gilbert）在他们的文章“漫游的心灵是不快乐的心灵”（A Wandering Mind Is an Unhappy Mind）中强调，我们醒着的时候有 47%的时间在想一些与我们手头的事务无关的事情。随着我们的思绪开始漫游，我们变得越来越不专注，由此会带来非常高的情绪代价，降低我们的幸福感。有趣的是，他们的研究表明，心灵的漫游是被试不快乐的根本原因，这也再次证明了发展专注思维这种无意识思维习惯的重要性。

不要低估培养专注思维的价值。无论在职业生涯中还是在个人生活中，掉进兔子洞的代价都是非常高昂的。

核心要点

- 《经济学人》杂志发表过一篇名为“寻找失去的专注”的报告，该报告的调查结果显示，员工分心所造成的经济成本是巨大的。调查发现，由于分心，普通人每年平均损失大约 580 小时的生产力，约占总工作时间的 28%。据报告显示，这种损失给公司每年增加的成本约为每位员工 34 000 美元，公司可以通过提高员工的专注力来解决这一问题，由此带来的生产力的提高将带来每年高达 1.2 万亿美元的收益。
- 其他研究显示，造成分心的内在因素是我们的思绪经常飘荡而不能集中于手头的任务。总是胡思乱想、做白日梦会让我们失去专注力，进而降低生产力、强化拖延现象。
- 人们常常试图通过消除外部干扰来治疗专注思维水平低的相关症状。然而，这种方法只能发挥暂时的作用，不可持续，因为它未能解决专注力低这一问题的根本——这是潜意识大脑的问题。
- 为了努力解决专注思维水平低的相关症状和问题，许多人都陷入了多任务处理的陷阱。然而，对多任务处理这一神话的研究表明，即使是短暂地在多任务之间进行切换，也会使一个人丧失 40%的生产时间。
- 一旦你的专注思维有所提升，你就能够克服拖延，而无须依赖肾上腺素和皮质醇来帮助自己冲过终点线。
- 发展良好的专注思维能够扭转局面。它使你能够持续保持最佳状态，让你能够花更短的时间产出数量更多、质量更高的工作成果。
- 专注思维得到提升后，你的大脑能够控制你的注意力，而不再让你的注意力控制你的大脑。

第三部分

支柱二　复杂问题解决

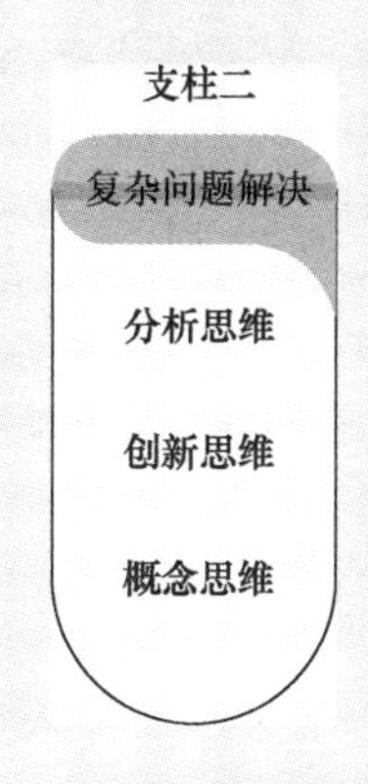

第六章

复杂问题解决入门

“用制造问题的思维方式是没有办法解决问题的。”

——阿尔伯特·爱因斯坦

问题是一些难以驾驭的野兽。在定义问题时，你需要非常清晰。如果不清晰，你很可能实际解决的是另一个完全不同的问题。问题解决涉及定义问题的核心、形成多种解决方案以及评估和选择最佳解决方案，这一系列任务远比我们理解的更为复杂。大脑需要在定义问题和找到理想解决方案之间保持微妙的平衡。

支柱二：复杂问题解决包括图 13 所示的三种无意识思维习惯。

在整个问题解决的过程中，这三种无意识思维习惯既相互独立运作又彼此协同合作，这样才能缔造人人渴望的“灵光乍现”的瞬间：

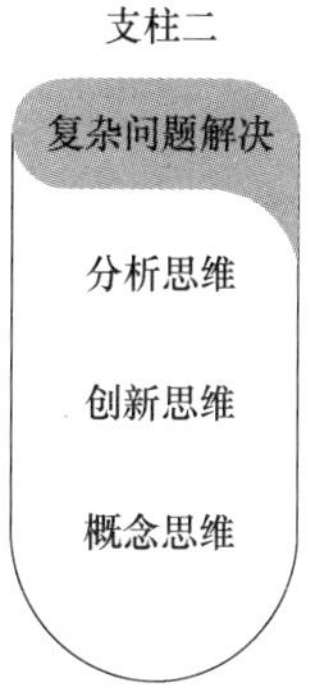

- **分析思维**：当我们需要准确分析并定义问题或机遇时，以及需要阐释成功的解决方案的标准时，这种思维至关重要。
- **创新思维**：面对已界定的问题或机遇，我们需要进行头脑风暴，提出可能的解决方案，此时创新思维至关重要。
- **概念思维**：我们还需要评估每种可能的解决方案，以便确定最佳方案，确保其符合成功的标准，此时概念思维是必不可少的。

支柱二

复杂问题解决

分析思维

创新思维

概念思维

图 13　支柱二：复杂问题解决

从传统意义上讲，组织机构会依赖建立团队的方式来解决复杂的问题。这是因为我们明白不同的人会带来不同的视角。但是更重要的是，在解决复杂问题过程中的不同阶段，不同的个体具备不同的能力。有些人擅长定义问题，其他人擅长头脑风暴，还有一些人擅长评估并选择最具有战略价值的解决方案。

这些不同能力的基础是每个人各自发展的内在认知能力。复杂的问题很少会被轻松地解决。几乎没有什么人的分析思维、创新思维和概念思维的组合具备与生俱来的平衡性。然而，这种平衡恰恰是制造“灵光乍现”的瞬间所需要的。

尽管发挥集体的力量来解决问题的方法可能会非常成功，但是随之而来的也可能会是巨大的代价。习惯性地在做每个决策时都把团队卷进来，比独立做决策需要花费更多的时间和资源。如果你的神经通路恰好发展良好且较为平衡，赋予你独立解决复杂问题的自由，那可真算得上是一种天赐。不过，当一个问题会广泛影响到不同人群时，很显然通过协作来解决问题会变得更为重要。不过，如果每个团队成员都具备良好的复杂问题解决能力，就有可能更快地找到最佳解决方案。

无论从个人角度和还是从职业角度来看，培养能够帮助我们解决复杂问题的三种无意识思维习惯都是有益的，无论怎么强调这种益处都不为过。一旦培养出这些思维习惯，你将会获得一种新的对生活的掌控感。

不过……团队不是解决问题的最佳途径吗？

团体互动的复杂性意味着团队中最弱的成员决定了团队实力的上限。既然你会阅读这本书，我猜你已经为个人的精进付出很多了，所以你可能已然意识到工作场所的团队质量往往是不稳定且不可靠的。大多数在职场中脱颖而出并迅速晋升的人都有“补位”的倾向。当将要交付的工作质量达不到标准或者进度落后于计划时，他们会弥补质量上的差距或者独自承担工作以确保在截止日期前完成。从短期来看，这类返工会带来挫折感。而从长远来看，这种程度的返工是不可持续的，特别是当一个人晋升到更高的职位之后尤为如此。因此，想要在更高的级别取得成就——以及在平凡生活中获得成功，轻松解决复杂问题的能力是基础。

如果团队的领导能够以场外指导的方式来对过程进行管理，那么以团队的方式解决复杂问题在很大程度上就会取得非常好的效果。我们既要知道如何进行高效的团队协作，也需要培养一套同样高效的场外指导“技能包”。如果你一直是场上的球员，就很难有可持续的职业发展。在某个时点，你必须从球员转变为教练，才能成为成功的高级主管或企业家。场外教练集所有三种能力于一身，他能够理解复杂问题解决这个游戏中的一些微妙机关，因此能取得战略性的胜利。那么问题来了，你究竟是想留在场上打比赛，还是想在场外通过排兵布阵来赢得伟大的胜利呢？

所以，你想成为一名领导者吗？

欢迎来到大联盟。随着全球商业格局的需求变得越来越难以预测也越来越不稳定，想要成功无疑需要拥有一套新的技能包。解决复杂问题的能力正逐渐成为未来领导者不可或缺的能力。“世界经济论坛”在 2020 年发布了《未来就业报告》，其中复杂问题解决位列 2025 年必备技能的前三名。此外，在报告中提到了需求最高的十大技能，其中有五项与问题解决相关：

- 分析思维和创新
- 复杂问题解决
- 批判性思维和分析能力
- 创造性、原创性和主动性
- 推理、问题解决和构思能力

随着全球的商业环境持续快速变化，高管、企业家和学生未来是否能取得成功将有赖于他们当前的思维方式和未来的思维方式以及解决新的复杂问题的能力。磨炼上述技能将帮助你对个人的、商业的和职业的发展轨迹构建长远的保障。

复杂问题解决背后的科学

迪特里希·多纳（Dietrich Dörner）和乔亚希姆·芬克（Joachim Funke）在《心理学前沿》（*Frontiers in Psychology*）杂志上发表了一篇题为“复杂问题解决：是什么以及不是什么”（Complex Problem-Solving: What It Is and What It Is Not）的文章，在文章中他们解释了如何区分复杂问题和简单问题，并探讨了复杂问题解决的影响。他们将简单问题界定为在封闭空间内有明确定义的问题；而复杂问题则没有明确的定义，有着开放的边界，并且没有显而易见的解决方案。他们指出，根据问题究竟是简单问题还是复杂问题，会采用截然不同的认知过程来解决问题。在第二支柱部分，我将向你展示这些认知过程以及分析思维、创新思维和概念思维这三类无意识思维习惯之间的关系。

两位作者引用了多纳早期的研究成果，该研究于1980年发表在《模拟与游戏》（*Simulation and Games*）杂志上，揭示了人们在处理复杂问题时所面临的智力挑战。从我的角度来看，复杂性也同样影响着我们的潜意识认知过程以及有意识思维的效果和效率。正如我们在第五章所了解到的，耶基斯和多德森的研究表明，当个体过度紧张时，认知表现会显著下降。多纳发现，人们在紧急情况下应对复杂问题时，会经历：

- 自我反思能力下降
- 过度紧张时智力能力下降
- 行动取向增强，同时伴随着对风险的容忍度增加，而且随时准备违反规则
- 针对眼下的情况形成假设并测试验证的能力减弱
- 关于目标的情境化能力减弱

多纳和芬克指出：“这一现象说明认知、情绪和动机之间有着很

强的关联性……紧急情况下的反应揭示了在复杂性压力下，信息的处理方式会发生转变。”从我的角度来理解，当人们在承受压力的情况下以及在时间紧迫的情况下处理复杂问题，特别是当三种支撑复杂问题解决的无意识思维习惯中的一种或多种低于最佳能力水平时，这种转变会变得更加明显。

> 传统培训对知识的获取（获取知识的基础是晶体知识）有帮助，但是对知识的应用（应用知识的基础是流体思维）起不到什么作用。

有趣的是，作者引用了恩格尔哈特（Engelhart）等人 2017 年的一项研究，该研究指出“通过他们的实验，作者只能证明在知识获取方面存在培训效应，而无法证明在知识应用方面存在培训效应。只有通过具体的反馈，才能提高复杂情境中的表现。”这是至关重要的，因为究其本质，这体现的是晶体知识和流体思维之间的区别。

正如我在第三章中所解释的，传统培训对知识的获取（获取知识的基础是晶体知识）有帮助，但是对知识的应用（应用知识的基础是流体思维）起不到什么作用。K.A.埃里克森提出了刻意练习的概念，并于 2017 年与上文提到的恩格尔哈特等人共同撰写了一篇论文。因此，毫无疑问，知识应用需要专家反馈和具体反馈（刻意练习的两个核心原则），才能在复杂环境中提高表现。

很多文章和书籍都介绍过与问题界定相关的技术、工具和策略。然而，作者们通常关注的是要做什么（晶体知识），而不是如何做（流体思维）。不幸的是，如果你的分析思维效率不够高，无论你可用的问题解决技术和框架有多好，你都将很难分析和定义问题。

复杂问题解决的四个阶段

如果你的与第二支柱相关的无意识思维习惯没有达到最佳平衡，那么在面临复杂问题解决的挑战时，你可能会遇到困难。这三种无意识思维习惯中的任何一项发展不充分都会妨碍问题的解决（在某些情况下，过度发展也是问题），使整个问题解决过程变得更加缓慢，并且效果也不一定好。你为得出最佳解决方案所要花费的时间比理想情况要长得多，而且你对自己在此过程中所做的决定可能也不太有信心。

如今，我们有许多复杂问题解决的框架可供选择，可以说这些框架万变不离其宗。而我开发的框架的不同之处就在于它采用了认知的角度。该框架包括图 14 所示的四个阶段，每个阶段对应一项无意识思维习惯，并且有其独特的挑战。

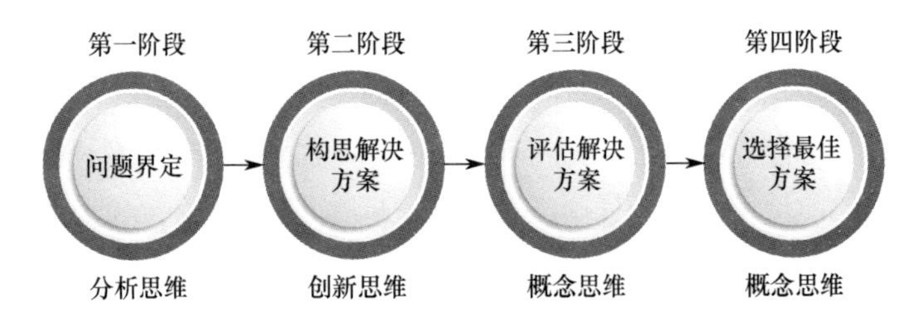

图 14 复杂问题解决的四个阶段

一旦你完全理解了这四个阶段，你就更容易取得成功——也就是说，能够持续地创造出有效且成功的解决方案来解决复杂问题。让我们更仔细地看看每个阶段都发生了哪些事情。

第一阶段：问题界定（分析思维）

> “如果能够把一个问题清晰地描述出来，那么这个问题就已经解决一半了。”
>
> ——查尔斯·凯特林（Charles Kettering）

成功定义问题的能力有赖于分析思维这项无意识思维习惯，这种习惯是理性和逻辑思维的基础。如果你的分析思维发展水平较高，你便可以轻松地将复杂问题化整为零，因而更容易识别出问题的关键要素。复杂问题的分解是基础，在此基础上才能够准确地阐明问题，并且界定成功的解决方案的相关标准。

第二阶段：构思解决方案（创新思维）

> “想象力比知识更重要。知识是有限的。而想象力却能充满整个世界。”
>
> ——阿尔伯特·爱因斯坦

我们之所以能够通过一个名为“头脑风暴”的过程来产生大量的潜在解决方案，有赖于创新思维这种无意识思维习惯。与基于逻辑的分析思维不同，创新思维是基于感知和直觉的。如果你的创新思维水平较高，你可以轻松地面对一块空白的画布，并迅速而自然地产生新的想法。你的视角是不受限制的，你能抵制住各种先入为主的陷阱的诱惑，因为它们会限制解决方案的产生。同样，你能够避免陷入路径依赖，你也不愿意将过去的经验模式作为产生潜在解决方案的唯一参考。一旦你的创新思维得以优化，创造性的想法就会迅速在你的脑海中涌现，逻辑是无法解释这种现象的，因为此时你的大脑正处于创造性的心流之中。

第三阶段：评估解决方案（概念思维）

> “真正的天才具备对不确定性、危险性和矛盾信息进行评估的能力。”
>
> ——温斯顿·丘吉尔

复杂问题解决的第三阶段有赖于概念思维这一无意识思维习惯，这种习惯具有宏观思维取向。如果概念思维的发展水平较高，那么这种全局思维可以将不相干的信息片段整合起来，形成完整的概念，使人能够迅速、清晰、有效地理解正在发生的事情并据此采取行动。概念思维是理性思维和逻辑思维的结合，有时还包括直觉/感知思维。概念思维能够指导你如何根据第一阶段确定的标准来评估解决方案，并决定应该优先考虑哪些解决方案并将它们列入最终候选清单。

第四阶段：选择最佳方案（概念思维）

> “为每个问题找到一个解决方案并不难。神秘之处在于两者之间的距离。”
>
> ——德里克·兰迪（Derek Landy）

复杂问题解决框架的第四阶段也是最后一个阶段是选择最佳解决方案。同样，这里也涉及概念思维。如果你的概念思维发展水平较高，你的大脑首先会迅速而直观地评估各种解决方案的可行性，接着将最佳解决方案列入最终候选清单。然后，你的大脑利用概念思维的逻辑模块来对最终候选清单中的解决方案进行逐一评估，最后选择最佳解决方案。概念思维的这一理性侧面有助于评估各种意想不到的风险，并确定解决方案是否符合你的组织机构的总体目标和长期战略。

一旦你完成评估并选择了理想的解决方案，接下来就该考虑如何成功地实施解决方案了。我们将会在第三支柱——战略、规划和执行——中对相关的思维过程进行讨论。

核心要点

- 复杂问题解决涉及分析思维、创新思维和概念思维三种无意识思维习惯。
- 你需要依靠分析思维来分析信息，并用它来对问题进行全面准确的定义。
- 你利用创新思维来产生多种可能的解决方案。

- 如果你的概念思维的发展水平较高，你能够轻松完成解决方案的评估，而后选择具有最高成功概率的解决方案。
- 与复杂问题解决相关的这三种无意识思维习惯必须得到优化，才能帮助你成功地在幕后指导你的团队。如果有任何一种思维习惯的运作水平低于理想水平，你将会发现复杂问题的解决变得艰难而又耗时耗力。

第七章

分析思维

“问题——无定义，不解决。”

——尤达隐喻

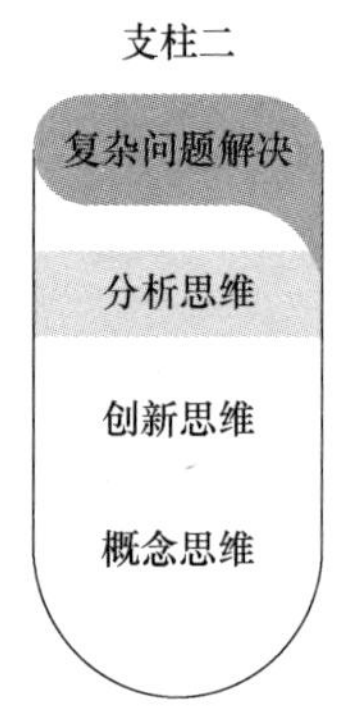

尤达隐喻提出了一个很重要的观点。如果没有对问题进行定义，又何谈解决呢？通常情况下，我们迫于时间压力会直接进入解决模式，而没有停下来去界定问题的根本原因。通常情况下，这会导致解决方案与问题的核心不匹配——例如，解决方案可能解决了症状，但却没有解决根源。令人恼火的是，我们大多数人都曾因为没有停下来思考反而浪费了更多时间，甚至牺牲了睡眠和精力。我们总是与“没理解对问题”这个阴影不断地搏斗，却仍然想不明白为什么我们被击败了这么多次——其实原因很简单，单纯因为我们没有停下来对问题进行细致的分析和定义，就又重新投入到战斗中去。

优秀的教练明白，赛场上能否取得胜利其实是由赛场外因素决定的。教练在赛前为选手制定的战略、细节和训练计划最终决定着选手在比赛日能否成功。成功的解决方案就像一座冰山。大部分工作其实是完全看不见的；然而，就在这看不见的地方，正是大量的分析和周密的思考发挥着稳固解决方案的作用。

在启动问题解决模式之前，能够先停下来把问题定义好——这种能力得到了历史上最有影响力的思想家的支持。人们引用阿尔伯特·爱因斯坦曾说过的一句话："如果我只有一个小时来拯救世界，我会花 55 分钟来定义问题，只给找到解决方案留 5 分钟的时间。"就我个人而言，如果这个世界真的需要被拯救，那么我会对爱因斯坦抱持很高的信心，我相信他有能力提出更高层级的思考，为我们争取拼死一搏的机会。核心要点在于，如果你想让自己的解决方案成功，你必须首先对问题进行准确的定义。

不幸的是，我们大多数人在面对问题时却采取了截然相反的方法。如果我们能停下来花 5 分钟时间定义问题，然后再花另外 55 分钟来尝试解决问题，都已经算是走运的了。爱因斯坦的大脑有着超凡的分析能力，所以即便你无法自然地采取他的方法，也不必自责。每个大脑都是不同的，我们发展无意识思维习惯的方式就更是五花八门了。对于一些人来说，要花 55 分钟来尝试定义问题，这种观点既令人望而生畏，又令人不知所措。通常情况下，这是由于分析思维的效率较低所造成的，这种低效阻碍了大脑平衡，而正是这种平衡才能够让我们在细节中翩翩起舞，又不会深陷其中。

分析思维的无意识思维习惯模型

分析思维的无意识思维习惯模型的基础是拥有必要的理性和潜意识能力，能让自己停下脚步、分析、澄清并定义问题的根本原因。当分析思维能力不足时，这一过程会失去控制。分析思维能力较差的人总是急于着手解决问题，而几乎不会界定问题。一方面能够意识到这种行为模式，另一方面又无法在意识层面上产生改变会让人感到挫败。这会带来很大的压力，让人在各种解决方案之间纠结不定，无法做出自信的抉择。

如果你恰好属于分析思维能力较差的人，你的无意识思维习惯会是这样的：

提示：有一个问题需要你解决。

例行程序：你无意识地启动了你那并不成熟的分析思维例行程序。

输出：你提出了一个定义不清晰的问题，并过早地陷入了不成熟的解决模式。

当分析思维能力不足时，通常会采用低效的试错法来解决问题。最终的结果是浪费时间，甚至常常会错失机会，而且得不到理想的解决方案。

分析思维背后的科学

M. 史密斯（M. Smith）等人在《哈佛商业评论》（*Harvard Business Review*）发表了一篇题为“杰出的管理者能够平衡分析智力与情绪智力”（The Best Managers Balance Analytical and Emotional Intelligence）的网络文章。作者在文章中引用了他们的同事、凯斯西储大学（Case Western Reserve University）的安东尼·杰克（Anthony Jack）教授的神经影像学研究，该研究涉及人脑中两个主要的神经网络。第一个神经网络被称为分析网络（Analytical Network，AN），也被称为任务积极网络，它专注于任务和定量数据及信息的分析。AN让我们能够：

- 根据我们的环境对事件和数据进行理解
- 执行数据分析、财务分析等分析任务
- 解决问题并做出决策

第二个主要神经网络被称为共情网络（Empathetic Network，EN），它专注于人的层面的问题，并对自我环境做定性观察。EN 让我们能够：

- 推动社会交往，积极主动地倾听并理解他人的观点

- 通过不断扫描和感知我们的社交环境，积极接纳新观点、接纳他人，积极拥抱各种情绪
- 处理与道德有关的事务或问题

这两个神经网络几乎没有交集，甚至可以说是相互对立的——也就是说它们会相互抑制。所以，当你的共情网络被激活时，你的分析网络的活跃度就会降低（反之亦然）。杰克教授认为分析网络和共情网络是理性的两个极端。它们都涉及推理、认知活动以及与无意识快思维[㊀]相关的信息加工特征。

史密斯等人指出："最高效的领导者的确会同时使用这两种网络，并且能够瞬间在两者之间完成快速切换。"这与无意识思维习惯的运作模式一致——它们都能够并行处理信息，处理速度都很快，并且都在意识阈下进行。相比之下，有意识思维处理信息的速度更慢，并且是在有意识有觉察的情况下进行的，通常以串行的方式处理信息（即处理完一个想法才能处理下一个）。

作者还阐释了共情网络和分析网络会持续不断地争夺大脑的支配权——毕竟，只要一个网络被激活，另一个网络就会被抑制。这并不意味着这两个网络有着优劣好坏之分。相反，它们形成了一种平衡关系，就像我一直在探讨的大脑最优平衡的概念一样。我个人认为，确定哪种网络更适合当前的情况的是战略思维这种无意识思维习惯，而且它还会引导在两种网络之间进行快速切换的过程。

分析思维和职业发展

在真实的工作中、职场里和职业发展中，分析思维是如何发挥作用的呢？为了回答这个问题，我查阅了全球知名的招聘网站Indeed.com，因为通过这个网站可以找到世界不同国家、千行百业的雇主们想要在求职者身上搜寻到哪些能力和思维技能。在他们的网站

㊀ 无意识快思维是《思考，快与慢》一书中的概念，作者在本书后续内容中会对此进行介绍。——译者注

上有一篇名为“分析技能的定义和示例”的文章，Indeed.com 的编辑团队在这篇文章中描述了分析复杂问题和解决复杂问题所需的思维技能。以下是文章中的一些关键要点，以及我对于这些结论的看法：

- “分析思维是一种心智过程，该过程负责将复杂的信息或数据转化为读者和听众易于理解的内容。”我同意这个观点，我们利用分析思维来简化复杂问题，庖丁解牛般地将复杂问题分解为更小、更简单的部分，使其更易于理解。
- “分析思维的核心是能够快速识别因果关系并设想潜在的结果。”结合我的经验来看，识别因果关系的能力是分析思维的关键要素，也是解决复杂问题的过程中在问题界定阶段的关键要素。
- 以下几项分析思维技能对所有求职者来说都相当关键：
  - 关注细节
  - 批判性思维
  - 研究和信息分析
  - 决策能力
  - 沟通能力

  我认为，其中最为重要的或许是定义问题的能力。
- 拥有强大的分析思维能力的求职者更受雇主青睐，因为这样的求职者不太需要被监督指导就能够做出更明智的决策，出错的情况也相对更少。

作者还指出，分析思维技能的用处在于“确定如何解决问题并提出解决方案”。我强烈同意分析思维是问题定义阶段的基础，但是提出解决方案所依赖的是别的思维技能，即创新思维（见第八章）和概念思维（见第九章）。

不要将表象与根源混淆

对于那些分析思维效率较低的人来说，在解决复杂问题的过程中最常见的困难通常是无法迅速抓住要点，无法确定问题的根本原因；

他们反而会纠结于问题的各种表象。

此外，在问题定义阶段需要分析大量数据，分析思维能力较差的人可能会被大量数据所淹没。他们需要花费大量的时间、精力和心智能量来浏览大量细节。结果，他们通常很难定义问题。当他们陷入困境时，他们往往会退缩和拖延，特别是当这种困境还涉及情绪或某种冲突时，情况尤甚。

你是否对上述情况感同身受？让我们来认识一位在复杂问题解决中不断挣扎的高管，一起通过他的视角更仔细地看一看分析思维水平偏低在工作场所中是如何产生影响的。

第一阶段：问题界定

如第六章所述，在复杂问题解决过程的第一阶段，分析思维是它的能力基础（见图 15）。第一阶段，即问题界定，在最终对复杂问题的最佳解决方案做出选择之前，把问题界定清楚是基础。

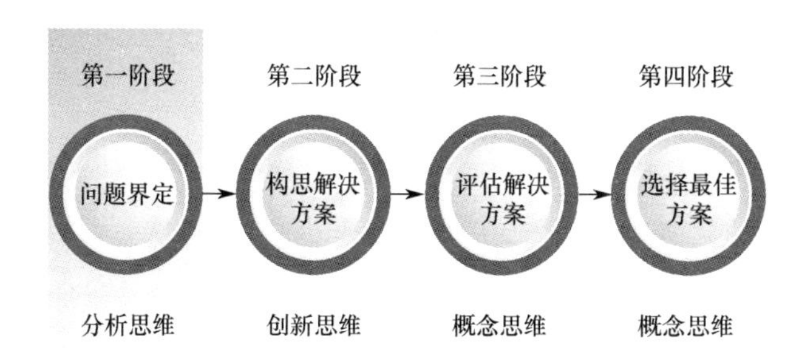

图 15　复杂问题解决的第一阶段：问题界定

这个阶段如果做得好，复杂问题解决的整个过程都将拥有一个坚实的基础。反之，如果搞砸了阶段一，那么整个过程都会举步维艰，参与者会觉得似乎自己所置身的情况在不断变化着，因而持续陷入自我怀疑中。

在当今快速变化的商业环境中，想要成为一名高效的领导者，你必须善于解决复杂问题。通常，分析思维能力较差的人很容易成为“彼得原理”（Peter Principle）[㊀] 的受害者。这限制了他们的职业潜力，使他们在被提拔后不久就会遇到领导力的瓶颈。毕竟，如果他们连一垒（即问题界定）都到不了，就更别提得分了。

大卫：问题界定中的魔鬼

让我们来认识一下大卫。他非常具有代表性。作为一位领导者，他在本领域中聪明而又知识渊博，他的晋升频繁而又快速，远超他同期的同事们。他已被确定为公司接班人计划的一分子。我们发现大卫在一个全球跨国公司中担任级别相对较高的执行管理职位，而且他的年纪相对较轻。他的职业生涯取得了有目共睹的成功，他的表现持续超越预期，他所在的业务部门每年都能达成两位数的增长，这令人刮目相看。

你可能会认为大卫是雇主们梦寐以求的精英，或者他映射了你当前的职业愿景。唯一的麻烦是大卫遇到了一个问题。尽管他足够敏锐地意识到了这个问题，但是他无法界定这个问题，更别说解决它了。这就是为什么我们说问题在于界定，即你无法解决、无法界定以及无法有效表述的问题。

大卫的麻烦在于他的业务部门的成功越来越依赖于他个人与日俱增的付出，这让他徘徊在倦怠的边缘。那些经历过倦怠的人都知道倦怠会让一个人的生活和职业生涯同时陷入一潭死水。令大卫的困境雪上加霜的是，他个人越是努力，就越意味着团队的能力没有得到充分的发挥。

遗憾的是，过度加班令大卫深陷其中，他的工作时间挤占了个人和家庭的需要，这严重影响了他的个人生活，对他本人的健康以及他

㊀ 彼得原理是指职工在原有职位上工作成绩表现良好（胜任），就将被提升到更高一级职位；其后，如果继续胜任则将进一步被提升，直至到达他所不能胜任的职位。由此推导出的推论是：每一个职位最终都将被一个不能胜任其工作的职工所占据。——译者注

的亲密关系都造成了不容忽视的损坏。这就是大卫的困境，他思忖着自己的问题，对问题的表象进行界定，却并不理解其根本原因。

让我们跳过他的内心独白，直接来看看到底发生了什么。他并没有按计划委派工作。大卫的团队交付的工作通常是半成品，而且总是在最后一刻才交付。大卫就像一个魔术师，为了在截止时间前完成重要工作，他不停地施展着浑身解数。魔术固然是聚会派对中颇受欢迎的项目，但是它的新奇感并不能维持很久。大卫开始反思自己为什么会持续加班，他找到了两个可能的原因，而这又加剧了他的压力。

这两个可能的原因无非是大卫没能发挥作用，或者是他的团队没能发挥作用。无论是哪种情况，都可能危及他的职业发展。他发现许多朋友和同事都在面对无效的委派并试图寻找出路。坦率地说，无论是大卫还是他的团队没有发挥作用，最终都不可能达成理想的结果。调和这个问题并不是他想要（或者能够）做的事情。

现在大卫该给朋友、同事或导师打电话了——通常情况下，三个臭皮匠能顶一个诸葛亮，除非“臭皮匠”们提供的建议令人难以接受。我们发现大卫就像一个绝地武士（Jedi），带着尊重和烦躁参半的情绪倾听着他的尤达（Yoda）所说的话㊀：“问题嘛——无定义，不解决。”有趣的是，大卫对这些建议的情绪反应异常激烈。对于我们许多人来说，这种情绪反应是被一种内在的倾向——即回避对细节的分析，而更愿意绕过界定阶段，直接进入解决模式，试图把问题直接解决掉——触发的。

这个阶段会发生一系列事情。最初，大卫认为问题出在他的团队身上。他曾经动过心思想要解雇一两名效率较低的团队成员，希望以此震慑团队，从而提高团队的工作质量。与此同时，他考虑过雇用几名更高水平的新成员。他原本期待通过采取上述措施，可以重新平衡工作量，如果理想的话，还能够提高团队产出的质量和及时性。在大卫看来，这似乎是一个绝佳的解决方案。他甚至认为他可能就是自己

㊀ 此处作者用《星球大战》中的角色进行比喻，尤达（Yoda）是绝地武士团的大师。——译者注

的尤达。

然而，随着大卫的情绪平复下来，他的思考变得更加理性，一些疑虑开始浮出水面。他那不容动摇的解决方案出现了一个令人担忧的缺陷。如果新招聘的人和他想要解雇的人水平不相上下怎么办？他目前的团队已经经历了大量的面试、评估以及新成员的入职培训，这也占用了他大量的时间和精力。如果新人水平不变，难道结果会有什么不一样吗？更何况更换成员意味着额外经历数个月的折腾，甚至要承担更大的压力。

很快，大卫发现自己需要直面一个想法：真正的问题可能在于他的领导风格。

很快，大卫发现自己需要直面一个想法：真正的问题可能在于他的领导风格。这一认识让他陷入了问题解决的困境，不知道该选择哪条路径，而细节的恶魔则对这种混乱的局面暗自得意。

有趣的是，大卫的难点并不在于他意识不到问题，而在于无法界定问题，更不用说解决问题了。他的分析思维能力较弱，这妨碍了他对问题进行准确的界定，因此他几乎无法有的放矢地解决问题。尽管大卫擅长整合[㊀]信息，而且具有宏观视野，但是复杂问题的分析总是令他感到束手无策。他无法迅速完成庖丁解牛的过程。

这是因为大卫的神经系统构造使他倾向于采取“无的放矢”的方式来解决问题，也就是说他经常能够提出出色的解决方案，但解决的却是其他的问题。因此，问题经常会卷土重来，因为根本原因从未得到解决；能够想象这会令大卫非常抓狂。

他的烦恼也波及了他的团队，因为大卫从未清晰地界定过对业绩的期望。由于他并未将事情进行有效的分解，他的团队也备受困扰。他通常会面向团队给出一些高屋建瓴的口头说明，但是欠缺具体的信

㊀ 整合（chunking up）指的是从具体信息或小细节转换成更大、更具一般性（或更抽象）的想法。反之，分解（chunking down）意味着从一般的想法转向具体的细节。

息，而若想团队产出高质量的工作，这些具体信息恰恰是必不可少的。此外，他的分析思维能力较差意味着他往往会低估团队交付任务所需要的时间和精力。大卫那不太接地气的工作说明以及难以实现的时序周期经常让他的团队感到困惑，这显著地加重了返工的负担，而这一负担又总是落到大卫的肩上。这就是恶性循环，大卫和他的团队在挫折中挣扎，又在挣扎中受挫。最糟糕的是，这样的后果只由大卫一人承担，因为为了获得期望的结果，他总是通过加班加点付出大量的工作时间来补救。

分析思维能力较差带来的影响

大卫的案例所体现的是，分析思维能力较差带给我们的一个最大的挑战——它会增加你的工作量，并且每天都会给你增加负担。如果这种无意识思维习惯一直不变，就会影响到各个方面，并且其影响会迅速叠加。如果容忍分析能力处于较低水平，在个人职业生涯的早期阶段其影响或许是可控的，但是如果不加以重视，这将对职业成长的可持续性造成无法估量的影响。

如果你能理解分析思维是如何影响业绩和表现的，那么你会认为无论从何种角度来说，大卫所经历的一切是绝对正常的，也是意料之中的。如果这种无意识思维习惯发展得不够完善，那人们只想躲在“否认之乡”。

在接下来的部分中，我将简要讲述较低的分析思维水平给大卫的日常生活带来了哪些有形的影响。看看你是否能够理解大卫。也许他会让你想起某个你认识的人？

回避细节

让我们从最开始说起。像大卫这样擅长宏观思维的人有一种回避细节的倾向。直白地讲，他们厌恶细节。他们宁愿像鸵鸟一样把头扎进沙子里，也不愿应对琐碎且消耗精力的小事。大卫最想回避的事情就是对海量数据、冗长的电子邮件和通报以及令人望而生畏的电子表格进行细致的钻研，而这令他没能学会如何清晰有效地传达重要信息。相反，他更喜欢提炼过的口头通报，因为这样的信息传递更快速，也更容易整合。尽管在他职业生涯的早期阶段，在处理简单问题时这种方法对他十分奏效，但是随着他开始承担更高级别的角色，这种方法带来的收益骤降，从他的团队产出之匮乏就可见一斑。这也开始影响他个人的业绩，因为这种习惯使他无法分析复杂数据，那就无法精准地把握趋势、机会和风险——而这些都对他的职业发展构成了威胁。

并不是大卫主动选择要这样的；他的分析思维水平较低才是根本原因，其他的一切都只是表象。

不惜一切代价回避冲突

解决冲突的基础在于细节，这就是为什么具有较低分析思维水平的人往往会回避涉及冲突的情况。大卫害怕冲突。对他来说，要对一个复杂问题所涉及的全部冲突进行分析就犹如大海捞针一样困难。

同样，大卫在人际冲突方面也感到煎熬。在面对自己的团队时，他感到非常沮丧。尽管他的沮丧使他暴怒，但是他内化了自己的情绪。大卫已经竭尽所能，但是仍然无法找出冲突的根本原因。

拖延：回避的另一种形式

较差的分析思维也会影响批判性思维，影响一个人拖延的倾向。这些都是代价高昂的制约因素，特别是对于大卫来说，他在相对年轻时就晋升到了高级职位，这些制约因素造成的代价更是格外高昂。大卫非常务实，他对批判性思维的态度亦如是，也就是说他往往只浮于表面地接受信息。这种倾向影响了他带着批判性的眼光去处理数据和细节的能力，因此他经常会遭遇“失之毫厘，差之千里”的困境。

由于回避细节的意愿非常强烈，大卫会通过参与更轻松的活动来拖延。这能怪他吗？我们的大脑喜欢分心，通常我们会想尽办法来回避无聊又单调的任务。所以说，他的拖延是十分自然的事情，因为他还没有培养出克服这种制约因素所需要的无意识思维习惯。

陷入犹豫不决

较差的分析思维还会影响果断性。如果你像大卫一样，那么你也会总想寻求确定性和额外的信息。大卫有一种不断研究的需要，这样他才能更清晰地了解问题。但是这反而会帮倒忙，因为所有这些研究只会让他收获更多需要分析的细节。

当你被困在细节之中，它会瓦解你的自信，这让自我怀疑有了见缝插针的机会，会令你很难自信地做出决定。

大卫错误地认为问题在于缺乏信息，而不在于他自身缺乏分析和综合已有信息的能力。他发现自己被大量数据所淹没，对究竟该如何继续前进感到越来越不确定。这是典型的信息过载。当你被困在细节之中，它会瓦解你的自信，这让自我怀疑有了见缝插针的机会，会令你很难自信地做出决定。

低估完成任务所需的时间和精力

与较差的分析思维相辅相成的另一个制约因素是各种预估都会变得困难，你很难准确估量任务所需的工作量、精力和时间。分析思维能力较差的人容易低估困难。如果低估了困难，那从起点开始就是“将就”的、勉强的。大卫没有意识到自己经常给团队设定不切实际的截止期限。这种恶性循环导致双方都很沮丧，甚至产生怨气，而且通常最终会导致大量的重复劳动——原本是可以避免的。

糟糕的方向导致糟糕的结果

大卫较差的分析思维影响了他为团队设定绩效基准的能力。大卫总误以为自己和团队已经达成了共识，因此他以自己认定的知识水平为基准来跟自己的团队做通报。这会带来灾难性的后果，因为如果你的团队成员所具备的经验、专业知识及思维能力都能达到你的水准，他们更可能是你的平级同事而不是你的直接下属。

如果你误以为每个人处理信息的方式都与你相同，那么你会落入一个可怕的陷阱——对那种喜欢看大局的宏观思考者来说尤为如此。你的团队只能根据他们自己的假设来填补你们之间的鸿沟。通常，在这种情况下交付的结果难以达到期望的质量抑或不够全面，然后老板和团队成员便会陷入尴尬的沉默。如果缺乏清晰的指导，随之而来的往往是不够理想的表现。这正是大卫以及其他许多人面临的困扰——他们受困于较差的细节分析能力及较差的清晰沟通能力。

阅读理解能力降低

> 你是否像手持光剑一样用荧光笔在复杂的文件中左右拼杀，运用荧光黄的力量来标记所有重要内容？

与大卫一样，许多分析思维水平较低的人需要反复阅读复杂的细节信息才能完全理解关键的概念。你可能像手持光剑一样用荧光笔在复杂的文件中左右拼杀，运用荧光黄的力量来标记所有重要内容。无论你的主观意愿有多么强烈，这种方法只会让纸张看起来像是一幅以荧光黄为主题的抽象艺术品，除此以外并不能带来什么额外的益处。为什么会这样？因为对于分析思维能力较差的人来说，一切看起来都同等重要，所以大脑难以确定最重要的段落。

此外，与口头交流相比，书面文件包含更多需要消化的细节。而且，在阅读印刷品时，你无法实时对疑问进行澄清和确认。

分析思维水平高的好处

正如你所看到的，大卫的制约因素是显而易见的。但请记住，它们只是症状和表象，根本原因是大卫较差的分析思维能力。好消息是，和所有的无意识思维习惯一样，可以通过刻意练习来培养分析思维。培养你的无意识思维习惯可以治疗根源，从而使你摆脱症状——这真是让人松了一口气。

复杂问题的解决始于对问题的准确界定，包括确定与问题相关的根本原因。问题界定这项能力的关键就在于发展水平良好的分析思维，这也是提出恰当的解决方案的前提。

核心要点

- 分析思维与复杂问题解决过程的第一阶段——即问题界定阶段——有关。
- 在对问题进行全面准确的界定之前，你需要靠分析思维来分析详细且复杂的信息。分析思维能力较差的人通常会过早进入解决模式，导致通过试错模式来解决问题，因此效率低下。
- 分析思维能力较差的人很难快速阅读并对大量细节信息进行分析，因此他们会尽量避免此类任务。此外，他们特别爱用荧光笔，用得比谁都勤，因为一切似乎都非常重要。
- 较差的分析思维能力会影响其他能力，包括：自信地做决策的能力、准确预估工作量的能力、有效委派任务的能力以及有逻辑地处理冲突的能力。较差的分析思维能力还会增加拖延的倾向。
- Indeed.com 指出，强大的分析思维能力使求职者更受雇主青睐，因为这些求职者所需要的监督指导更少，能够迅速有效地做出正确决策，并且犯的错误更少。

第八章

创新思维

“领袖和追随者的区别就在于创新。”

——史蒂夫·乔布斯

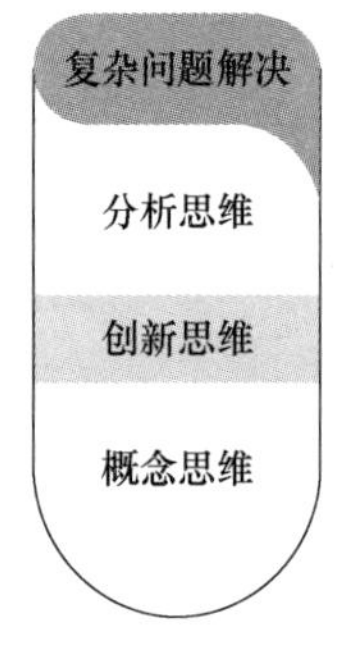

创新思维是一项很有意思的无意识思维习惯，因为它不仅会在水平过低时造成麻烦，而且水平过高时也同样会带来问题。最理想的情况是保持创新思维的平衡。创新思维可能是一把双刃剑，因为无论是创新思维发展不充分还是过度发展，都会同时带来优势和阻碍。

当创新思维能力太差时，个人会变得非常注重流程和操作。反之，当创新思维能力太强时，在带来突出的创造力的同时，却又缺乏有效实施想法所需的实践能力。无论发展不足还是过度发展都会显著影响职业轨迹，并且会给个人、同事、团队和组织带来很多挫折。

创新思维的基础是一种能够识别规律的无意识能力。如果识别规律的能力较强，创新思维水平就相对较低。尽管对于某些操作角色来说，识别规律的能力强可能是一种优势，但是在领导职位上，需要具备管理不可预测性并快速适应变化的能力，规律的识别能力反而往往成了一种负担。相反，当识别规律的能力较弱时，创新思维水平往往会过高，这会对创造力的调节以及如何将众多创意转化为实际解决方案带来挑战。

创新思维可能比其他无意识思维习惯更难以掌控，因为它更加多面。之所以这么难以掌控，部分原因在于人们通常认为创造力和创新性与人的个性有关。然而，它们并不属于个性特征。如果人们根据个性来评判创新能力，往往会被一个假定——人的个性是无法改变的——所影响。实际上，任何人都可以变得更具创新性，首先我们需要优化无意识思维习惯，同时要理解如何恰当地利用规律识别能力。如果大脑能够在创新思维能力方面保持平衡性，那么它就可以发挥最佳水平。

创新思维的无意识思维习惯模型

与分析思维相比，创新思维是一种截然不同的思维方式。分析思维的基础是务实的、聚焦的、理性的、逻辑的过程，在这个过程中将复杂问题和信息分解为更小、更简单、更容易理解的组成部分。与此相反，创新思维是一种更加柔性的、感性的、半聚焦的、自由的思维方式。回想一下你处于什么样的心理状态时最有创造力？是当你在森林中呼吸新鲜空气的时候吗？是当你欣赏美丽的水面的时候吗？是你在洗着热水澡，身心舒缓、放飞思绪的时候吗？或者，也许对你来说还有其他更有效的方式？不管通过什么方式达到那种状态，我敢打赌，都肯定不是你坐在办公桌和电脑前工作的状态！

我鼓励我们的客户在有时间的情况下，一定要先去睡一觉，将重要的问题或机会留到第二天再考虑。第二天早上醒来时，他们总是对大脑在睡眠中呈现出的非常具有创造性和创新性的解决方案感到惊讶。

你会在表 2 中看到，对于创新思维水平不成熟/过高/平衡这三种人来说，这项无意识思维习惯所对应的提示/例行程序/输出也各不相同。

表 2　不同的创新思维水平的影响

	不成熟	过高	平衡
提示	你的老板要求你就某个已被明确定义的问题进行头脑风暴		
例行程序	你下意识地运行你并不成熟的创新思维例行程序	你下意识地运行你过高的创新思维例行程序	你下意识地运行你最优水平的创新思维例行程序
输出	你在解决问题时难以产生新颖的想法，往往只是重复地运用固有的解决方案	你针对这个明确定义的问题产生了许多有创意的解决方案，但你总是偏爱不切实际的解决方案，这样的方案总是难以实现	你产生了许多有创意的解决方案，这些解决方案切实可行且易于实施

在本章中，我们将通过艾德里安（Adrian）和米歇尔（Michelle）的故事来看看不平衡的创新思维如何在现实生活中产生影响，这两个人因其不同的能力水平而面临不同的挑战。

创新思维背后的科学

阿卡尔（Acar）等人在《哈佛商业评论》上发表了一篇名为“为什么约束对创新有益”（Why Constraints Are Good for Innovation）的在线文章，作者在文章中回顾了 145 项关于“约束对创造力和创新性的影响”的实证研究。他们发现，当创造力和创新流程没有受到任何约束时，人们会变得自大，会选择最不费力的路径，例如，人们会“跟着感觉走”，而不会投入时间、精力和努力来形成更好的想法。不过，如果约束过于严格，员工也会变得缺乏动力。

相比之下，适当的约束能够增强人们的专注力和创造力，使他们能够从各种信息源中获取信息，从而为新产品、新服务或新流程提供新颖且富有创意的解决方案。作者发现，重要的是要将约束限制在一定范围之内，这样约束才能为创造性制造挑战，又不至于压抑创造性。

作者还指出，促进创造力和创新性的关键在于构建恰当的约束，在不抑制员工创造力和动力的前提下，通过约束提供指导并激励创新思维过程。

他们的研究结果与我的复杂问题解决模式相互呼应：

- 在问题界定阶段，你必须具体细致，因为这是基础，它决定着对问题的通盘思考、对相关约束框架的设定、对成功解决方案的标准的明确界定。
- 你需要平衡的、恰到好处的创新思维水平，以产生既符合目的又易于实施的创造性解决方案，同时利用过去的经验避免闭门造车做无用功。

创新思维和“漫不经心”

伯格因（Burgoyne）和汉布里克（Hambrick）发表过一篇题为“有时漫不经心比专注更好”（Sometimes Mindlessness Is Better Than Mindfulness）的文章，文中指出尽管专注通常很有帮助，但在某些情况下，漫不经心的状态更奏效，而在这种情况下专注反而会适得其反。他们探讨了自动性（automaticity）的概念，认知心理学将其定义为在没有有意注意的情况下发生的自动思维和自动行为。

伯格因和汉布里克提到了一项他们自己的研究，该研究旨在调查钢琴初学者的技能习得过程。作者发现，对初学者来说，集中注意力的能力可以预测他们能否学会弹奏“生日快乐”这首歌。关键点在于，在初学者学习新技能时，他们在学习过程中保持注意力集中的能力将决定他们表现的质量。该观点强调了保持高水平的专注（参见第五章）的重要性，特别是在学习新技能时。

与此相反，作者指出，对于具备熟练的专业技能和高度自动性的人（例如，熟练的高尔夫球手的击球过程）来说，过多地关注任务可能会适得其反。他们引用了杨尼克·鲍克（Yannick Balk）及其同事的研究，该研究录制了高尔夫球手的击球过程并告诉球手他们的分数将面向俱乐部里的所有人公开，允许所有俱乐部成员查看，他们通过这种手段来刻意诱发表现压力。这些高尔夫球手的表现显著低于对照组。根据我的经验，这样的结果完全符合预期，因为根据耶基斯-多德森定律，压力和压力反应过大时表现会急剧下降（参见第五章）。

鲍克研究的对照组高尔夫球手反而利用了自动性。研究人员让他们哼唱一首熟悉的歌曲，以此来分散大脑的注意力。将注意力集中在歌曲上使他们不会过度思考自己的击球方式。此外，与测试组不同，研究人员没有通过录制参与者的表现并在俱乐部张贴分数的方式来给对照组施加表现压力。因此，对照组在无意识地、自动地打高尔夫球，即处在一种“漫不经心”的状态下。这就是对照组的分数比测试组更好的原因所在。

无意识思维习惯就是自动性的一个例子。

这项研究能够印证我在最佳创新思维领域的工作。在我看来，无意识思维习惯就是自动性的一个例子。我发现，相较于极度专心和过度专注，大脑处于漫不经心的状态时更容易想出对复杂问题最有创意和创造性的潜在解决方案。创新思维需要大脑处于半聚焦状态。当思绪开始飘荡，创新思维就可以在无意识的情况下自动地运转。

ADHD 患者是否具有创造性优势？

注意力缺陷多动障碍（ADHD）是一种以注意力涣散、冲动和多动为特征的神经系统紊乱症，这几种特征都可能对患者的学术成绩、就业和社会关系产生各种影响。然而，研究人员霍莉·怀特（Holly White）发表了一篇名为“ADHD 的创造力”（The Creativity of ADHD）的文章。她指出，注意力涣散可能使患有 ADHD 的人在富于创造性的原创思维方面具有优势。她还说：“假如目标是发明一些非常新颖的东西，那么 ADHD 可能是一种优势，能够带来益处，因为他们不会被旧模式、惯例和传统思维模式所束缚。”

在我看来，怀特的结论强调了这样一个观点，即处于低专注度和漫不经心的状态（她提到在患有 ADHD 的人群中这种状态是很常见的）会增强创造性思维和构思创新解决方案的能力。不过，需要强调一下，ADHD 是一种异质性障碍，也就是说它在不同人的身上表现不同。许多患有 ADHD 的人能在他们感兴趣的事物上集中注意力，但是在感到无聊的时候很难维持注意力。例如，他们可能会对自己的爱好、对某些校园活动或对电子游戏等屏幕活动聚精会神。

同样的，耶基斯-多德森定律在这里也会发挥作用。回想一下第五章中提到过的内容——当一个人感到缺乏动力或无聊时，他们的肾上腺激素水平会降低，这会对他们的认知表现产生负面影响。因此，对于 ADHD 患者来说，当他们对某个主题更感兴趣时，他们的肾上腺激素水平也会增加，从而提高了注意力和认知表现，这似乎是合理的。

酒精会影响创造力吗？

接下来，让我们看一些比较离谱的研究。作为一名认知科学家，我并不建议利用酒精来改善你的无意识思维习惯，但是研究表明，适量饮酒可以提高创新思维。《哈佛商业评论》上发表过一篇名为“捍卫你的研究：喝醉的人更擅长创造性问题解决”（Defend Your Research: Drunk People Are Better at Creative Problem-Solving）的文章，作者艾莉森·比尔德（Alison Beard）在文章中分享了她与密西西比州立大学的安德鲁·雅罗斯（Andrew Jarosz）教授的访谈要点。他们讨论了雅罗斯教授进行的一项研究，该研究中的 20 名男性被试的血液酒精含量趋近于法定的醉酒标准。研究要求这些人解决一系列词语联想问题。与清醒的对照组相比，这些微醺的被试不仅提供的正确答案更多，而且他们解决问题的速度也更快。对我来说，这听起来有点违背直觉，你不觉得吗？为了进一步探讨这个问题，让我们来看看比尔德在《哈佛商业评论》的文章中与雅罗斯教授的对话。

《哈佛商业评论》：所以说，酒精并没有在认知方面减慢我们的速度？

雅罗斯教授：确实有减慢，但我们认为创造性的问题解决是醉酒能够产生正向影响——降低注意力——的领域……我们问了被试在解决问题时，他们在多大程度上依靠策略性思维，在多大程度上依靠灵光乍现，微醺的被试报告的靠灵感解决问题的比例比清醒的被试高 10%。

我的理解是，尽管清醒对于专注思维来说至关重要（参见第五章），但是微醺可能对与创新思维相关的创造力有促进作用。饮酒会降低专注，使大脑能够漫游，从而增强创造力。尽管我不建议通过这种方法来增强创造力，但是降低专注对创新思维的影响与我在本章中讨论过的内容是一致的。

《哈佛商业评论》：那药物呢？

雅罗斯教授：我无法回答这个问题。但是研究表明，患有特定类型脑损伤的人在某些创造性测试中表现更好……这些发现对我来说是合理的，因为这些脑损伤与注意力受损有关。甚至连喝茶都被证实能够增强创造力。

我对此的解释是，喝茶的仪式会带来放松的体验，喝茶有助于增强创造力的原因在于它能够使大脑处于漫游状态。

《哈佛商业评论》：你为什么会下决心研究这个问题？是为了给自己的饮酒习惯正名吗？

雅罗斯教授：我更感兴趣的是去探索如何才能发掘问题解决的潜力。有一个关于阿基米德在浴缸里突然灵光乍现的古老传说，我一直想知道是什么给人们带来那闪现的灵感。

以我的理解，人们在解决问题时一直在追求阿基米德那种灵光乍现的瞬间。但是他们不明白这样的瞬间有赖于创新思维的平衡，也有赖于在构思潜在解决方案的时候能够保持柔和的专注度。

《哈佛商业评论》：科学家有没有发现酒精还能带来其他的心理益处？

雅罗斯教授：匹兹堡大学的迈克尔·塞耶特（Michael Sayette）及其合著者在一篇名为“酒精中的迷失”（Lost in the Sauce）的论文中表示，在酒精的影响下，人们更容易陷入神游状态，这种状态在某些情况下可能是有帮助的，但在其他情况下也可能是有害的。

对此我的解释是，这段话的核心要点在于神游可能是优化创造力和创新思维的关键要素。

《哈佛商业评论》：那样的状态下是否会带来更好、更快的表现？

雅罗斯教授：在我们所探讨的情况下，是的。他们并非专心致志地、目标明确地寻找特定答案，而是体验着被神经科学家称为“扩散激活”（spreading activation）的状态。如果你能看到他们大脑的功能性磁共振成像，你可能会看到不同的区域被激活，意味着他们在潜意识层面激活了记忆的所有角落，以便找到正确的答案。

我同意雅罗斯教授的观点。在我看来，关键在于参与者在寻找正确答案时无意识地访问了他们的记忆，而没有受限于有意识的逻辑过程。

第二阶段：构思解决方案

我们在第六章中探讨了复杂问题解决过程的第一阶段——问题界定。然后我们来到第二阶段，即对潜在的创新解决方案进行构思的阶段（见图 16）。

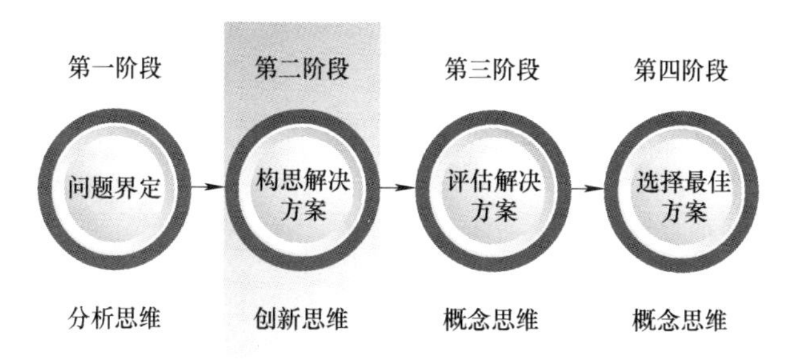

图 16　复杂问题解决的第二阶段：构思解决方案

我们前面讲到过，如果能够在开始进行头脑风暴之前明确约定潜在解决方案的约束条件，将有助于提高创新解决方案的质量。约束条件为思维提供了清晰性和聚焦点，约束条件有助于在头脑风暴的过程中提升创造力。这也是为什么在第一阶段清晰界定问题如此重要。正如研究所证明的，如果没有清晰的界定，人们往往会选择最省力的路径，找出显而易见、最容易实现的解决方案，而不会采取全面且高效的头脑风暴法。

艾德里安：经过验证的方法才是最好的

每个人都认识一个像艾德里安这样的人。他非常称职，稳妥可靠。我们今天要讲的这位艾德里安是一家全球食品品牌公司的令人尊敬的运营副总裁。艾德里安在他的运营领域里表现非常出色，他交付的成果质量上乘。他在公司的任职年限比一些初级员工的年龄还要长。如此长的任职时间令他能够洞悉公司的政治模式。不过，艾德里安缺乏敏捷性和适应性，他也不是特别富有创新精神。因此，当新机遇出现时（新机遇通常需要变革和灵活性），他会像埃比尼泽·斯克鲁奇[㊀] 一样报以一句：“呸!骗子！”

艾德里安对待头脑风暴的态度与斯克鲁奇类似。他对创造力谈不上欣赏，充其量是将信将疑，他的总体观点是：“既然没坏，何必修补？”头脑风暴对艾德里安来说是充满挑战的，因为他往往无法像同事那样看到解决方案，这令他的内心产生自卑感。随着时间推移他的负面情绪与日俱增，这也让我们更容易理解他那种“呸!骗子！”的态度。他在头脑风暴过程中唯一能做出的贡献就是对固有的、已经过验证的想法进行再加工。新的问题有着不断变化的背景，艾德里安不适应这样的变化，也很难将自己通过过往经验所获得的知识与新问题相结合。当他提出一些创意思路并试图实施时，他总是会偏离目标，因为他很难基于新的情境重新迁移并适配自己的想法。

艾德里安那种非黑即白的思维方式使他的领导风格缺乏灵活性，

㊀ 埃比尼泽·斯克鲁奇（Ebenezer Scrooge）是狄更斯的小说《圣诞颂歌》中的人物。——译者注

进而与同事们产生了一些不和谐。一方面，他那“要么听我的，要么滚蛋”的领导风格远近闻名，这种风格经常会让有潜力的、富于创新精神的团队成员离开他的业务部门；而另一方面，一旦涉及开发系统和流程领域，艾德里安则非常具有权威性。有些工作对规律识别能力有较高的要求，他在这类工作上表现出色。在这些领域，他能够充分利用过去的经验，并充分利用识别规律的能力找出规律并加以处理。

艾德里安的规律识别能力无形之中帮助他参透了公司的很多不成文的社会规则和共事规则——这是他的强项，这一优势保护了他，使他不必承受违反这些规则可能带来的不良后果。确实，这项能力能帮助他提前预判同事的反应，因为他经常能够根据前期的互动模式预测后续的行为。经常令艾德里安感到困惑的是，人们竟然能在毫无察觉的情况下泄露自己的行动动机。此外，艾德里安那敏锐的规律识别能力使他具备快速学习的能力，他能够在推广新技术的过程中迅速掌握这些技术。与自己的同事相比，他能够花费更少的精力学会新的系统。

艾德里安对规律的敏感性确实给他带来了一些明显的优势，但也有一些明显的劣势，影响着他的生活和工作。艾德里安经常被变化搞得措手不及，而且他相对而言比较厌恶风险。这是因为他的业绩依赖规律，而规律的基础就在于可预测性。不幸的是，在当前这种不断变化的商业环境中，艾德里安很难看到即将到来的趋势。创造力让他感到不自在，因为创造缺乏一致性，而这种不自在自然限制了他在运营类角色之外的发展。

米歇尔：摘完星星摘月亮

接下来认识一下米歇尔，她与艾德里安在创新思维方面截然相反。你可能也认识像米歇尔这样的人，不过相比艾德里安你很有可能更喜欢米歇尔。如果要在这两人之间选一人合作，米歇尔通常是大家的首选。她与艾德里安就职于同一家全球食品公司，任创意总监。米歇尔充满活力，非常引人瞩目，并且充满远见。与她一起工作的感觉就仿佛是在月球上跟星星一起做充满想象的游戏。

米歇尔很有前瞻性，总是积极主动地寻求改进，并经常举办头脑风暴会来应对各种情况、问题抑或机会。她喜欢把人们聚集在一起，共同创造新的解决方案。作为一个富有创新性和创造力的思考者，她那灵活的领导风格吸引着她的同事们。米歇尔拥抱变化，同时也鼓励团队成员积极迎接变化，她实行开放式的管理，鼓励团队与她就如何优化业务单元以及如何对整个组织进行优化进行交流。她的态度会吸引一些人加入到她的业务部门，因为这些人想和一位积极拥抱创造力和创新性的管理者共事。

米歇尔的一个最大的优势就是她的视角：她对任何问题都能够进行全新的思考。这意味着她对一切都保持开放态度，没有任何先入为主的偏见，这为接受新事物保留了空间。对于米歇尔来说，没有什么是不可能的。然而，这种富有想象力的特点也是有代价的，确切地说，就是她利用过往经验的能力以及识别规律的能力不足。这意味着米歇尔容易闭门造车，而不擅长对根据经验学到的知识加以利用。她的这种倾向会带来大量的重复工作，而这些工作本来是可以规避的。她需要花费大量心力来学习新系统，阅读指导手册总是令她倍感困惑。

米歇尔具有感染力的个性和充满活力的天性使她具有很强的亲和力，这使她在同行中倍受青睐。然而，这并不能掩盖一个事实，即她常常无意中越过社交和企业的边界。必须要理解，这些越界行为是无意识的，是由变化带来的兴奋推动着的。然而，这种力量经常在她身后留下一道耀眼的痕迹，通常会影响到像艾德里安这样的同事。

艾德里安和米歇尔：管理巨人的冲突

玩笑归玩笑，米歇尔和艾德里安的故事其实是相当常见的。我们发现米歇尔正在被创造力推动着。匆忙之间，她在无意间与艾德里安团队的成员苏珊交谈起来。米歇尔邀请苏珊一起共事，并请她帮忙做一些研究。这只是一项小研究而已，米歇尔知道苏珊在这个特定领域有着丰富的专业知识。苏珊也乐意接受这个机会，因为她一直想和米歇尔合作，展现自己更有创意的一面。然而，有一个小问题。米歇尔热切的心情使她忽视了一件事，她未征求艾德里安的许可就开始与苏珊合作了。

不幸的是，这个小问题引发了一个更严重的问题，因为艾德里安正在让苏珊参与一项重要且时间紧迫的项目。很遗憾，这不是米歇尔第一次在合作中越过边界与艾德里安的团队发生摩擦。艾德里安非常恼火，他与米歇尔私下进行了一次坦诚而又礼貌的对话。他表示自己深感沮丧，也强调了米歇尔经常在企业的社交边界之外行事。此外，艾德里安表示对米歇尔感到失望，因为她没有表现出最基本的礼貌，她直接与自己的团队成员合作却没有征求自己的意见。艾德里安继续说道，这种事情已经发生了好几次，他已经受够了，米歇尔的许多同事也是如此行事。他斩钉截铁地表示米歇尔需要重新审视自己的行为，并且需要付诸改变，因为这种行为影响了其他部门的交付和工作时限。

米歇尔感到困惑，她当天晚上带着这些反馈找到自己的伴侣，询问自己是否容易越界。她的伴侣脸上慢慢浮现出一个略显迟疑的微笑，她太熟悉这个表情了，这意味着“是的”。他们一起分析了她的行为，米歇尔感到困惑和震惊。事到如今，她完全没有意识到由于自己在无意中越过一些不成文的企业边界而对同事们造成了实质的冒犯，对此她甚至从未发现过任何迹象。最后，她意识到，自己的敏捷性、适应性和卓越的创新思维也带来了一些盲点，在设定恰当的社交界限方面尤为明显。

米歇尔对此深思熟虑，在更高层面上建立了一系列事实的关联，她意识到这并不是自己头一次对有害的行为模式毫无察觉。事实上，她以前曾努力克服自己在问题解决方面的缺点，不希望自己再在没有充分定义问题的情况下就进入解决模式。为了让自己不被扣上“解决了错误的问题”的帽子，她已经付出了大量努力。米歇尔想知道当自己被热情推动前进时，有哪些事情是自己毫无觉察的……

不平衡的创新思维的影响

那么，假如你在第二阶段没有对问题进行明确的定义，也没有形成描述清晰的约束条件，会发生什么呢？让我们从艾德里安和米歇尔的视角来探讨一下。

艾德里安会感到无所适从，因为如果他的大脑想要处理信息并对事情进行最优思考，就需要一个结构框架。由于他的创新思维水平较低，他经常觉得很难通过头脑风暴来输出潜在的解决方案。因此，艾德里安会感到被边缘化，他关于运营经验和公司历史的丰富积淀也很少有机会被团队加以利用。

而创新思维水平很高的米歇尔会由于缺乏清晰的参照框架而提出不切实际、不接地气的解决方案。需要注意的是，在头脑风暴的过程中，哪怕是对不切实际的想法也要持鼓励态度，这很重要，因为这些不切实际的想法往往会迭代引导出更好且更实际的解决方案。不幸的是，如果没有合适的框架，许多参与头脑风暴会的人觉得自己在无效地原地打转。

关键信息：如果你想优化头脑风暴的结果，一定要从对问题的明确定义进行陈述开始。此外，需要事先就约束条件达成一致，这样才能调动和引导所有的创造力和能量，产生最好的解决方案。

如果创新思维这种无意识思维习惯持续处于不平衡的状态会产生什么结果呢？让我们用一种不时髦但却有效的对比方法来帮助我们进行理解。先从艾德里安开始，让我们总结一下他较低的创新思维水平带来的支持性和破坏性影响，详见表 3。

表 3　与发展不完善的创新思维相关的行为

支持性行为	破坏性行为
在开发流程和系统方面非常有能力	缺乏远见
出色的执行能力	非黑即白式思维和较低的创造力

（续）

支持性行为	破坏性行为
快速学习	缺乏灵活性，不适应变化
严格遵守社会和公司规范	适应性较低，思维敏捷性较低
强大的流程技能	偏好规避风险

表 4 总结了米歇尔过度发展的创新思维的支持性和破坏性影响。从这两个列表中可以看出，艾德里安和米歇尔在行为模式上几乎是截然相反的。难怪他们会发生冲突。

表 4　与过度发展的创新思维相关的行为

支持性行为	破坏性行为
有远见	较差的执行能力
跳出思维定式，富有创造力	学习速度较慢
适应变化，灵活应变	不能很好地遵守社会和公司规范，不经意地越界
更强的适应性和思维敏捷性	流程技能弱
风险容忍度较高	主动识别风险和适应风险的能力较低

现在你能明白为什么我们要以平衡的态度面对创新思维了吧；因为不平衡要么会带来沉闷的结果，要么会带来混乱的后果。如果你像艾德里安一样，创新思维水平较低，你面临的风险可能是“离太阳太近”——过快耗尽创意。如果你像米歇尔一样，创新思维发展过度，你面临的风险可能是“与月亮太亲”——永远无法回归现实。而理想的情况是，你能够找到并待在太阳和月亮之间完美的平衡点上。

金发姑娘效应：创新思维“刚刚好”

你还记得《金发姑娘和三只熊》的故事吗？这是罗伯特·萨西（Robert Southey）于 1837 年创作的经典儿童故事，下面简要回顾一下故事内容。原始版本的主人公形象不是金发姑娘，而是一个举止不太礼貌的老妇人。在更新版本——也是最为人熟知的版本——中，老妇人被一个名叫金发姑娘的小女孩所取代。她漫步于森林之中，闯入了三只熊的家：熊爸爸、熊妈妈和熊宝宝。她品尝了他们的粥、试了试他们的椅子和床。在金发姑娘一通尝试之后，她发现熊宝宝的粥、椅子和床都刚刚好。金发姑娘就这样睡着了，然后熊家三口回来了，她便跑进了森林。坦白说，这个儿童故事对我来说有点奇怪，但“刚刚好”的元素深深烙印在了我的脑海中。在我与客户的合作中，它发挥了很多指引作用，因为“刚刚好”正是大脑平衡的目标。

艾德里安和米歇尔的故事说明了创新思维需要具有这种“刚刚好”的平衡。

熊爸爸——未发展完善的创新思维

艾德里安的创新思维未发展完善，因为他的规律识别能力过高。回到熊家的故事，艾德里安就像熊爸爸，他的粥太烫，床太硬，这就跟艾德里安的管理风格一样僵化。艾德里安倾向于依赖过去的经验，这是一把双刃剑：有些问题可以利用熟悉的方式来解决，面对这样的问题时艾德里安的特质对他有利，但是当没有现成的模式可供借鉴时，他就难以解决新的问题。不过，他的规律识别能力使他能够应对好自己的角色所赋予的操作属性。他能意识到在内心深处，自己是回避创造力的，因为他与创造力有关的经历常常是负面的。艾德里安内化了这些经历，并形成了一种自我打压的创新思维取向。

熊妈妈——过度发展的创新思维

米歇尔与艾德里安相反，她的创新思维发展过度，而规律识别能力偏低。她面临着截然不同的挑战。创造力总是令米歇尔充满活力，她喜欢新思想，并善于创造性地解决复杂问题。然而，由于她的规律识别能力较低，她很难利用过去的经验来为自己的创造力保驾护航。因此，尽管她产生了许多创新的想法，但是在将想法转化为实用解决方案时会遇到很大的困难。不断地重新造车轮让她的同事感到相当烦恼，因为通常情况下，他们提出的想法和解决方案在一个月后就会被另一个新的计划所取代。米歇尔的大脑喜欢构思，但却不喜欢实施，这反过来影响了她的产出。

可以说，米歇尔可能像熊妈妈一样，她的粥太冷，床太软。这个比喻是有道理的，因为她可能受到灵感的激发，在粥仍然温热的时候就走开了，“熊走粥凉”。尽管她那海纳百川的管理风格非常棒，但是米歇尔在执行方面的短板意味着她还没有找到自己的“刚刚好”。

熊宝宝——创新思维“刚刚好”

让我们来看看熊宝宝，他的粥和床都是刚刚好的，这正是创新思维应该维持的状态。当这种无意识思维习惯达到最佳平衡时，它会带来构思解决方案所需的创造力，同时也会带来实施这些解决方案所需的实用主义。

正如我之前所说，平衡的创新思维就像《金发姑娘和三只熊》中的熊宝宝。我不是让大家成为熊宝宝，而是借鉴它身上“刚刚好”的部分。花点时间来思考你自己所处的状态。你更像艾德里安还是米歇尔？或者你可能两者兼而有之？也可能你已经处在平衡状态中了。如果是这样，那就享受它吧。

平衡的创新思维的好处

作为一名教练，我致力于帮助全球领导者缔造必要的平衡以实现创新，请允许我来对平衡的创新思维是什么样子做出定义。平衡的创新思维使个体具有以下特征：

- 有远见
- 适应性和灵活性强
- 拥抱变化
- 对可预见的风险保持开放
- 富有创意的想法
- 快速高效的学习者

- 实用且务实

同时，具有平衡创新思维的人也拥抱流程和系统，能够充分识别规律，善于学习，拥有敏锐的头脑来指导精细的执行。他们还具备培养和指导他人所需的社交技能，能够在任何情况下自如地领导团队。

不要被定义吓倒。找到中间地带是完全可能的。有些人天生如此，有些人需要再培养。无论如何，都要成为你想成为的那只熊。在三只熊中，熊宝宝虽小但却强大，最重要的是，它各方面“刚刚好”。

核心要点

- 创新思维与复杂问题解决框架的第二阶段相对应。它有助于促进头脑风暴并产出具有高度创造性、战略性和实用性的解决方案。
- 当创新思维发展不足时，一个人往往会在思维上非常僵化、非黑即白。创新思维水平较低的人很难适应变化，通常不喜欢头脑风暴会议，因为他们发现很难提出真正有创意的想法。
- 当创新思维发展过度时，一个人往往自发性很强，可以在很短时间内产生许多有创意的举措。可惜的是，他们的想法通常不太现实。这些人喜欢迅速转向下一个想法，而不愿思考（从他们的角度来看）更为乏味的实施过程。
- 发展不足和发展过度的创新思维也并非完全不好。这两种不平衡的创新思维也都有相关的优势和限制。最理想的情况是创新思维处于平衡——既不过度发展也没有发展不足。当你的创新思维习惯“刚刚好”时，你会具有很强的创造力、预见性、敏捷性、风险容忍度和对变化的开放态度，同时也相当务实和实事求是，你会是一个善于学习的人，并且非常了解社交和企业的界限。

第九章

概念思维

“花时间慢慢在各种线索之间建立联系是人的天性。我知道这一点。但是我也知道，如果你不能更快地在线索间建立联系，你会吃亏的。”

——阿尔·戈尔（Al Gore）

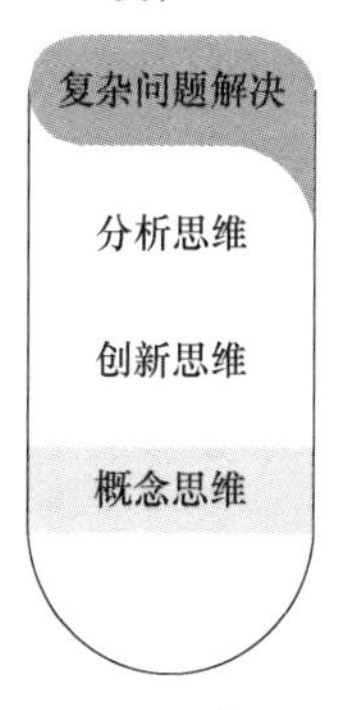

还记得童谣中的“杰克好身手”[一]吗？我们都希望能像杰克一样身手敏捷，但有时身手敏不敏捷并不是你能选的。如果你的无意识思维习惯中的概念思维效率较低，你会感觉自己就仿佛在比赛中总是慢人一步，原因就在于别人能够比自己更快更有洞察力地联系各种线索。并不是每个人会都面临这一挑战，但是我们发现大约三分之一的客户需要在这方面进一步提升，才能轻松跟上同侪的步伐。话虽如此，也需要强调一下，极高水平的概念思维也可能无意中形成阻碍，影响你对团队的领导以及你的整体社交领导能力。

[一] 杰克好身手（Jack Be Nimble）是一首传统的童谣，它的起源是英国海盗“黑杰克”，他身手敏捷，总是能成功逃脱追捕。——译者注

概念思维的核心是识别信息的不同类别和组别，然后将这些不同的信息片段归类到适当的类别或组别中去。我们将在本章中了解到，概念思维支撑着复杂问题解决过程的第三阶段和第四阶段。你在第一阶段定义了问题（参见第七章），然后在第二阶段构思出大量的潜在解决方案（参见第八章），这时你已准备好对潜在解决方案清单进行评估并排列优先级（第三阶段），然后选择最有可能成功的解决方案（第四阶段）。

根基扎实的概念思维能够帮我们根据信息片段的共同特征来准确地确定哪些信息应该被归为一类，同时在面对特征完全不同的信息片段时，概念思维也能帮我们确定应该将这些信息放置在何处。概念思维是我们理解新内容和连接各种线索的基石，它最终决定着我们的思维敏捷性以及我们对新的、意想不到的情况和问题做出反应的速度。

概念化能力较强的人通常惯于宏观思考，他们能够快速识别问题并对问题、机遇和潜在解决方案进行评估。这些人灵活敏捷，能够快速连接各种线索，这使他们在决策过程中更加自信。他们已经发展出最优的概念思维，也就是说他们能够见微知著——从小而零散的信息片段中构建完整的概念。相反，分析思维能力强意味着你能够迅速将庞大复杂的问题分解成更小的、易于加工的部分。在许多方面，概念思维和分析思维就像是同一枚硬币的两面，比如说，在定义复杂问题时，你会借助分析思维来分解信息，而在将信息整合为完整的概念和解决方案时，你需要借助概念思维。

概念思维的无意识思维习惯模型

想要快速、灵活地梳理各种解决方案而后选择最佳方案，你需要拥有高效的概念思维。具有较强概念化能力的人可以相对容易地做到这一点，因为在他们眼中最佳解决方案往往会在一众解决方案之中脱颖而出。

相比之下，对于概念思维能力较差的人来说，这个过程可能会相当痛苦。因为对他们来说，大多数解决方案看上去都具有同等的可行性，因此他们的大脑很难将某个解决方案置于其他方案之上。

让我们停下来，花一点时间来看看如果无意识思维习惯中的概念思维未得到充分发展，会发生什么。

提示：你的老板要求你评估一系列解决方案，并确定哪一个方案最满足最优解决方案的标准。

例行程序：你下意识地运行你那未充分发展的概念思维例行程序。

输出：你会发现这个过程非常困难。你要耗费很长时间来评估解决方案并确定优先级。而且你对自己的建议也缺乏信心。

然而，如果这一无意识思维习惯的发展水平比较理想，它会使你变得敏捷而又迅速，就像童谣中的杰克一样。如果你眼下的任务是要评估一系列潜在的解决方案，你会发现最佳解决方案几乎跃然纸上。

概念思维背后的科学

1955 年，《哈佛商业评论》发表了罗伯特 • 卡茨（Robert Katz）的文章，题为“高效管理者的技能”(Skills of an Effective Administrator)。这篇文章于 1974 年进行了更新并重新发表。卡茨的文章被奉为经典，其重要性从初次发表至今一直不容忽视。该文章最先明确强调了强大的概念技能的重要性，它支撑概念思维这一无意识思维习惯。我认为这篇文章就像是音乐排行榜上的长期霸榜歌曲，是一篇经典永流传的作品。

卡茨提出了一个模型，涵盖了管理者迈向成功所需的三种截然不同的关键技能类型。请注意，在当今的语境中，管理者一词可以等同于经理或高管。这些技能组合如下。

- **技术技能**——卡茨指出，技术技能需要理解和精通特定专业所需的知识，包括：与方法、流程、程序和技术相关的内容。此外，这种专业知识需要与分析能力相结合，才能帮助特定角色利用所需的工具。这些技能涵盖了通常被称为“专业知识”或“行业知识”的内容，对于特定角色来说在体现专业性时这些知识是必不可少的。用我的术语来表述，这是他们的晶体知识。

- **人际技能**——卡茨将人际技能定义为“个人作为团队成员在团体互动中有效开展工作的能力”，以及“个人作为领导角色建立具有影响力的、团结的团队的能力”。（我将这些技能称为社会领导技能，在“支柱四：社会领导力”中我会对此进行深入探讨）。
- **概念技能**——卡茨将概念技能定义为个人全局性地认识组织的能力。它包括以下几部分能力：能够识别组织的各个部分、能够看懂各个部分如何相互依赖以及能够理解变革的影响从来都不是孤立的。概念技能让你能够想象企业与行业之间的联系，将关系可视化。高管因此能够放眼全局，能够理解经济、社会和政治因素对组织的影响。概念技能让你明白任何决策的成败都取决于宏观思维的水平以及细节执行的水平。用今天的术语来说，这是快速、有效、富有洞见地在各种信息点之间建立联系的能力。

卡茨非常敏锐。他对那些与高管和领导者相关的思维模式进行了评述。他在 1974 年更新的文章中，针对概念技能（Conceptual Skills）进行了有趣的回溯观察。他断言，概念技能完全依赖于特定的思维方式。卡茨认为人会在生命的早期阶段习得这些思维方式，而且在青春期后就很难再改变了——而且这种思维方式是一种天赋。卡茨的观察与皮亚杰关于儿童基础认知工具的发展理论——如概念思维和分析思维的发展（见第一章）——相类似。

这篇金曲老歌般的文章是一部经典之作，因为在卡茨洞悉上述内容之后，大脑可塑性和刻意练习的概念才被人们认可和理解。想要利用大脑的可塑性来重塑和改写无意识思维习惯——如分析思维和概念思维，需要付出有意识的、刻意的努力。

看到这里，我希望你现在更加能够理解为什么概念思维如此重要，以及为什么它是一种至关重要的、需要优化的无意识思维习惯。在解决复杂问题的游戏中，想要从场上球员转变为场外教练，必须具备关联信息的能力和进行宏观思考的能力。

第三阶段：评估解决方案

回想一下我们在第六章中提到的内容：我们在复杂问题解决的最后两个阶段会用到概念思维。我们目前来到了第三阶段，我们在这一阶段需要评估解决方案（见图 17）。在头脑风暴之后，你在这一阶段将对先前提出的各种想法与你在定义问题时界定的解决方案的标准进行比对。

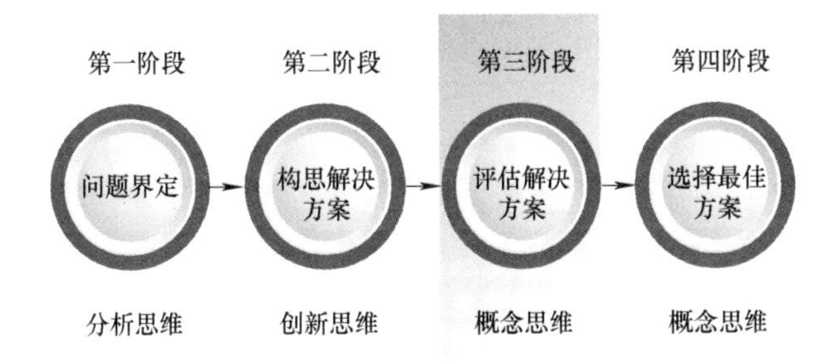

图 17　复杂问题解决的第三阶段：评估解决方案

概念思维水平较高的个体相对较容易创建类别并筛选解决方案。他们拥有灵活敏捷的思维，能够在面对这类任务时快速工作，而又不至于疲惫。然而，当概念思维水平较低时，这项任务就会变得特别困难且耗时。大脑难以对零散的信息进行归并整合——这通常导致缺乏信心、犹豫不决和高压力。

第四阶段：选择最佳方案

我们现在来到了复杂问题解决的第四个阶段也是最后一个阶段，即从入围清单中选择最佳的解决方案（见图 18）。

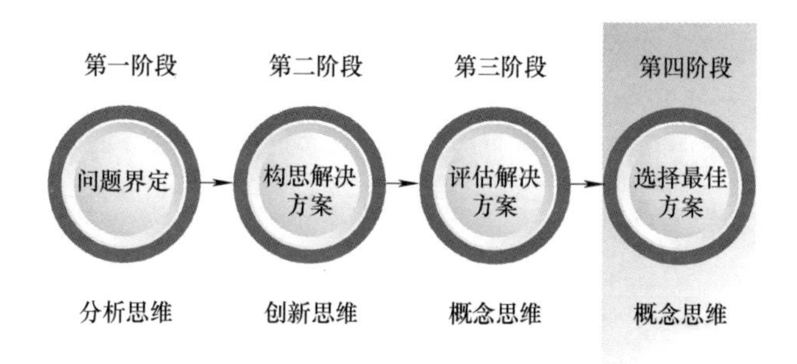

图 18 复杂问题解决的第四阶段：选择最佳方案

当一个人的概念思维水平较低时，在最后的选择阶段大脑会面临太多选择。他们似乎有几个不错的选项，而其中任何一个选项都有可能成为最佳解决方案。尽管入围的解决方案可能千差万别，但是它们看起来都具有同等的可行性。

概念思维能力较低的人很难确定哪种解决方案成功的可能性最高。他们可能会试图理性地对信息进行关联。他们可能会尝试利用直觉来感知哪种解决方案具有最大的战略价值。他们甚至可能会不惜余力地将每个解决方案与组织的目标和境况进行逻辑性的比对。但是，由于他们的概念思维水平较低，他们会发现很难辨别不同的解决方案是否扎实可靠。这些人很难以宏观视角考虑问题，因为他们的脑海中几乎无法浮现出宏观视图。

这类人在面对上述挑战时总是苦苦挣扎，这些人更喜欢和团队一起解决复杂问题。也正因如此，他们不太可能晋升到最高级别的领导职位。

雷：拥有未充分发展的概念思维就像坐过山车

让我向你介绍雷（Lei）。他是一家制造公司的信息技术总监。雷非常勤奋，对待工作一直报以追求卓越的态度。尽管他有许多积极的特质，但是雷在一些方面遇到了困难，影响了他的整体表现。具体而言，与同行相比他的思维速度似乎较慢，相对而言需要更长时间才能理解新的想法和概念。当会议或对话速度很快时，他经常为跟不上节奏而感到不适，总是处于努力追赶步调的状态。

雷的经理能看到他的潜力，渴望看到他在个人和职业方面的成长。他的经理选择让他成为一个重要委员会的一分子。该委员会的任务是对一个产品系列进行分析和再评估，原因是这个系列的产品正在丧失市场份额。他们的任务是批判性地审视已发生的情况，集思广益，评估解决方案，并最终提供最优解决方案——以报告和向首席执行官及高管团队做演示两种方式提交。他的经理认为这是一个绝佳的机会，既能让雷与其他业务部门的同事建立关系，又能培养他以更广泛、更具整体性的视角来看待问题的能力。雷面带微笑地接受了这个机会，但是在内心深处，他的恐惧感与日俱增。

当你坐着过山车急速俯冲时，你的胃会突然下坠。这会让人感到恐惧，这正是雷的感受。尽管他喜欢集思广益，但是雷不太具备快速掌握新概念的能力，也就是说他在评估解决方案、撰写报告和进行演示等任务方面会遇到很大挑战。可想而知，被分配到一个旨在完成这些任务的委员会对雷来说算不上好消息。然而，既然接受了这项任务，他就决定以勤勉的态度将它完成，他可以在委员会上做大量的笔记，这样他可以在会后复习并在利用个人时间追赶进度。在委员会快速进行分析时，他坐在自己的位置上疯狂地写着笔记。为了不暴露自己较低的概念能力，雷几乎不会提出任何问题。会议结束时，雷长出一口气。他挺过来了。

在接下来的会议上，同事们推荐他来撰写报告，因为大家对他上次认真记笔记的表现印象深刻。雷的胃再次下坠了。天晓得撰写报告对他来说有多困难，需要花费多长时间。对雷来说在各种因素之间建立联系通常属于棘手的任务；在他心中，为高管团队呈现这些因素的关联性是一项崭新而又艰巨的任务。所幸委员会已经很好地对产品系列进行了分析，找到了失去市场份额的原因，所以雷可以很好地整合所有信息。

对问题的清晰界定为开展头脑风暴铺平了道路，这降低了雷的不适。在这部分，他表现出色。由于雷的创新思维能力较强，他为委员会提供了大量新想法和创新解决方案。鉴于他的出色表现，委员会认为应该让雷牵头负责解决方案的评估和推荐，并向首席执行官和高管团队进行演示。对雷来说，这一系列事件让他感觉像坐过山车一样，没完没了——过山车有时会稍微慢下来一点儿，然后突然间紧接着一个巨大的俯冲。他的情绪复杂。虽然受到同事如此高度的赞扬和信任令他很开心，但是他无法忽视内心焦虑的膨胀，因为他非常清楚这样下去可能会出现大麻烦。

雷需要将包含十种解决方案的清单缩减到三种方案，委员会将在下次会议上与他一起审查这三种方案。他加班加点，苦苦思索要优先考虑什么，努力弄清哪些解决方案最符合成功解决方案的标准。最终，他缩减了清单。现在他完成了任务，解脱感涌上心头，因为在这个过程中，雷对自己的日常工作有些放水。在追求完美的过程中，他那原本就很凌乱的桌子已经变得一片狼藉。

接下来，委员会再次集中到一起共同评估潜在的解决方案。他们还从全局视角和长期战略视角对方案进行了讨论，以确保他们选择的解决方案与组织的整体目标一致。雷发现自己对这些更广阔的视角感到着迷：委员会讨论的一些假设情境甚至从未出现在他的脑海中。大家共同选择了一个解决方案，并重申雷应该享有撰写报告并演示成果的荣耀。

雷英勇地继续坚持，无视内心的呻吟和抱怨。他知道自己在写报告方面有多艰难。报告的结构和布局对他来说具有挑战性，他需要进行大量的编辑工作以完成写作。特别是，对他来说想要简洁清晰地传递思想和概念是件异常困难的事。雪上加霜的是，除了报告，他还被委以进行演示的重任。雷知道演示通常需要即兴发挥，而这并不是他的长处。他更喜欢待在自己的领域内，在这个范围内他的技术专长从不会令人失望。

在为项目苦苦挣扎了几天后，雷终于拼凑出了初稿。委员会帮助他编辑报告并完善了演示材料。他的同事们并不知道雷究竟重新打磨了多少个版本，因为他内心的完美主义要求一切都要恰到好处。

在演示的前几天，雷花费了非常多的时间进行排练，并投入了大量个人时间来确保一切完美无误。最重要的日子终于来临了，雷的演示非常顺畅，但中途首席执行官打断并提出了一个问题。这个问题让雷大吃一惊，因为对于这个看似随机的问题，他没有任何应对的准备。他的胃再次一坠，他就像被车灯照射的鹿一样呆呆地定在那里。他挣扎着试图回答，但却支支吾吾，这令每个人都感到困惑。好在一位团队成员挺身而出回答了这个问题。雷重新振作了一下，继续进行演示。在同事们的帮助下，每个问题——哪怕是雷事先没有预想到的问题——都得到了回应。总体来说，一切都进行得出奇顺利。当他最终从这列过山车上下来时，解脱感奔涌而来。

当晚，他在放松的状态下回想起自己在演示中本可以给出不同的反应。在这个反思的过程中，他惊讶地发现当会议结束，压力消失，自己在这种状态下能够给出出色的答案。他责备自己在演示时没能即兴地发挥出来。

雷痛苦地意识到，他的大脑中似乎有一个无法控制的延迟开关，他担心在他的同事们眼中这个问题可能比他自己能意识到的更严重。毕竟，同事们曾亲切地给他起了个外号“请交给我吧先生”（Mr. Leave It with Me），因为他经常需要花时间停下来深思熟虑一番，然后再给别人答复。他比他的同事们需要更多的时间来仔细思考问题，因此他总是在努力追赶。不幸的是，他注意到自己比同事们更凌乱，桌子上明显一团糟。对于雷来说，一切似乎都比同行要更困难一点，所耗费的时间也要长一些，这是他发自内心希望能改变的境况。

低水平概念思维的影响

不完善的、较低水平的概念思维会带来一些不受欢迎的副作用。而且与我们之前所探讨过的各种副作用不同，这些副作用使人们只能扮演场上选手的角色，而与成为场外教练的梦想渐行渐远，因为更高层级的领导者需要具备出色的复杂问题解决能力和平衡的无意识思维习惯。

正如我们前面看到的，概念思维水平较低会带来很多阻碍，雷不断与这些阻碍因素做着斗争。对他来说，对委员会提出的十项解决方案进行评估的过程就像坐过山车一样，只不过这种体验并不有趣。这是一列会爬升到最高处，然后以最高时速迅速俯冲，一圈又一圈地环绕，让人双脚朝天、不停旋转，直至头晕目眩的过山车。

在雷对这十项解决方案的利弊进行权衡时，他感到不知所措，不知道从哪里开始，也不知道如何下手。这些散点之间的联系非常松散，以至于他要花上很长时间才能对每个解决方案进行优先级排序和评估。实际上，要不是他所在的委员会能够充分团结协作，他能不能做出自信的选择都是个问题。他可能会在截止日期前仍犹豫不决、反复陷入自我怀疑，甚至可能要超期很久才能做出决定。

当你身处这种情况时，你的肾上腺激素会在压力之下飙升，你的焦虑会进一步影响你的认知表现。这意味着你的专注力、有效利用工作记忆的能力以及解决问题的能力都会大幅降低——而这恰恰是你最需要这些能力的时候。正如我们在“支柱一：控制注意力”中所探讨的那样，这背后的原因正是耶基斯-多德森定律所阐释的——较高的压力水平会对认知表现产生负面影响。

理想情况下，雷本应自然而然地利用概念思维来对解决方案进行排序。然而，由于他的概念思维尚未发展完善，因此每个解决方案看起来都同等重要，最终能解决问题的可能性也都不相上下。他发现很难迅速对信息进行分组和分类。因此，他需要花很长时间才能构建高成功率、中等成功率和低成功率的分类，再据此对数据进行梳理。

接下来，我们将探讨与概念思维水平较低有关的阻碍因素，并通过雷来阐释这些阻碍因素。在我们检视这些因素的同时，请留意与之相关的特征。这些特征是否会让你想起自己的同事、老板、朋友，甚至是你自己？

不会排优先级

概念思维水平较低可能会从整体上影响一个人在优先级排序方面的能力，而不仅仅是影响对解决方案的排序。对这些人来说，想要确定哪个活动最重要是一件颇具挑战性的事，在面临截止期限的压力的情况下这种挑战更为明显。通常情况下，他们会受“车轮吱呀响综合征”（squeaky wheel syndrome）的干扰，也就是会根据周围的噪声来分配注意力——某物（或某人）制造的噪声越大，它就会得到越多的关注，即使它的优先级并不高。当专注思维（见第五章）水平同样较低时，这种特质格外麻烦。

雷花了很长时间来思考问题，而概念思维水平低正是他无法迅速为委员会提供的解决方案确定优先级，也难以对其进行归类的原因所在。

学习速度较慢和海量笔记

那些概念思维水平较低的人通常会感到公司的培训计划、学术项目和会议都具有一定的挑战性，因为这些活动都需要实时吸收和处理大量信息。如果某人处理信息的速度较慢，可能时常会感到困惑，由于他们无法在当下迅速掌握新概念，因此无法完全理解眼下正在发生的事情。概念思维水平较低的人会通过大量记录笔记以供稍后回顾的方式来弥补这种不足。只有这样他们才能完全掌握所涵盖的内容。在雷的案例中，同事将这种行为视为勤勉的表现，而这只会导致他的工作量进一步增加。

难以串联信息

概念化能力较差的人往往难以串联信息和整合信息。正如我们在雷的案例中所看到的，他很难理解复杂且不相关的信息片段。尽管他可能能够理解每个小的信息片段，但是很难将它们整合成良好的战略概念。雷无法迅速以点及面。

优柔寡断

优柔寡断是概念思维水平较低的一个特征。对于那些需要花更多时间来思考和决策的人来说，优柔寡断是他们的典型特点。此外，在做决定时，他们的内心通常会经历大量的纠结、内耗和困惑，因为他们对自己的决策缺乏信心。雷还算比较走运，他不是一个人在战斗，他可以对团队中概念思维水平较高的同事的能力加以利用。

干啥都需要花更长的时间

如果概念思维发展得不够充分，完成任何任务都需要花费相当长的时间。这些人会发现自己的反应时间明显长于同事。在回复复杂的电子邮件或生成复杂报告时，他们需要付出更多时间。由于需要花费更长的时间在大脑中组织所有信息片段，他们的写作速度更慢。完成写作后，他们还需要通过大量的修改和编辑才能构建必要的结构和流畅性。

还记得雷最爱说的那句话吗——“请交给我吧”，这是一种应对措施。这一应对措施为你在决策前又赢得了一些时间来对情况进行全盘理解。对于高管来说，这种习惯可能会带来不少麻烦，因为成为高管后需要答复的决策数量可能会迅速增加，有这种习惯的高管会成为生产力的瓶颈和障碍。

沟通不清晰，尤其是在委派任务的时候

概念思维水平较低的人往往会感到难以与自己的经理、同事和团队进行清晰的沟通或在沟通中倍感困惑。他们的沟通可能比较混乱、没有条理、缺乏清晰度而且冗长，这经常让其他人一头雾水。不幸的是，概念思维效率较低也会影响一个人委派任务的方式，因为缺乏清晰度可能会导致团队成员不断想要澄清和确认分配给自己的任务，因此频繁打断沟通过程。

正如我们在第七章中讨论的，分析思维水平较低会限制任务分解

的能力，进而妨碍了对委派任务的各个组成部分进行清晰解释的能力。只不过，概念思维水平较低也同样会带来任务委派方面的问题，因为概念思维水平较低的人往往在表述中喜欢用一些宽泛的用语，而且总是不直接回答问题。他们在委派任务时的语言总是含混不清、不够准确。此外，他们的沟通可能非常复杂，因此理解起来也比较困难。

即兴思考较慢

概念思维水平较低的人在即兴思考方面比较困难，当他们处于演讲或会议的压力之下时，要进行连贯的思考就变得极具挑战性。如果向他们提出一个出乎预料的难题，他们很难随机应变想出一个有水平的答复。他们不会直接回答问题，而是支支吾吾，让同事们感到疑惑不解。当 CEO 提出那个雷没有准备过的问题时，他就经历了上述情况——他的思维僵住了，无法生成恰当的回答。

概念思维水平较低也会导致过度思考。那些概念化能力较低的人经常发现自己在会议结束数小时之后能够想出完美的答案，不过时机早已溜走。

完美主义特质

如果你的概念思维发展不充分，就很容易陷入一种陷阱——认为一切都必须尽善尽美。雷以及很多跟雷一样的人需要付出很多时间才能把各种信息整合在一起。对于他们来说，只能通过反复修改、反复排练和应知尽知来获得自信。这是一个危险的陷阱，因为在商业世界中，几乎没有什么事会完全按计划进行。因此，被变化扰乱可能会成为主要的障碍。

杂乱的工作空间和信息组织不佳

这种混乱和缺乏条例的状况归根结底是因为作为基础的概念思维能力（即，个人对信息进行分类和归类的能力）较低。雷的思维混乱，他的物理空间也是如此，他的办公桌以及他组织信息的方式也是如此。像许多其他人一样，雷很难系统性地对信息进行分类，因此快速定位信息并在工作空间中创造秩序对他而言始终是一种挑战。

概念思维水平极高带来的意外问题

但事情也有另一面。假设你就是儿歌中的海盗杰克，你的反应太灵活、太快，以至于别人跟不上你的节奏怎么办？当概念思维水平极高时，它会显著影响社交领导技能。这又一次回归到大脑平衡的原则，如果想要给予你的团队成功的指导，首先要离开赛场来到场外，这是至关重要的。一名教练的优秀程度取决于他们带领团队以胜利为目标进行思考和行动的能力。

可惜的是，概念思维水平极高的教练和高管会为团队成员的概念思维水平较低、跟不上自己的节奏而感到沮丧。造成这种情况的主要原因是概念思维水平极高的人处理信息的速度比其他人快得多。因此，概念思维水平极高者常常在无意间默认每个人都在同一频道上，但不幸的是情况往往并非如此，所以他们会把团队抛在身后而不自知。这在管理团队方面会造成压力。这种沮丧可能会在不经意间以嘲讽或蔑视的形式流露出来，而指向的正是那些无法达到教练或高管的期望、无法快速跟上步伐的人。一旦如此，这些管理者可能会在没有察觉的情况下以一种嘲讽的语气与他人对话。

毫无疑问，极高的概念思维水平会带来一些好处，比如学习速度快、有大局观、能够自信地决策、对排列优先级感到易如反掌以及善于即兴思考。但是这些令人向往的特质也伴随着相应的代价。概念思维水平极高可能会在毫无察觉的情况下影响你的社交领导能力。通常带来的结果是发布的任务与提交的结果之间脱节。

此外，拥有极高水平的概念思维的人通常无法容忍不够聪明的人，并对那些概念思维能力较差的人普遍缺乏耐心。雪上加霜的是，这些人总爱接下茬，替别人把话说完，这给人留下傲慢和无礼的印象。谈话或会议进行得太慢，对这些人来说是难以忍受且令人恼火的。为了补救，他们试图加快速度，这使他们进一步疏远了自己的同事，加剧了关系的紧张。

概念思维水平极高的人常常被认定为“屋里最聪明的人”。然而，让他们感到沮丧的不是智力的差异，而是与别人的大脑在信息处理速度方面的相对差异。如果想要平衡这一群体的领导风格，那么就需要他们放慢节奏与概念化较慢的人互动交流，这样他们才能带着团队一起前行，而不是把团队抛在身后。对于那些概念思维水平极高的人来说，如果不能妥善处理社交领导方面的问题——也就是无法有效地与他人进行沟通、无法与他人建立良好关系让别人愿意跟随自己，那么概念思维水平过高会成为职业发展的限制。最好能培养平衡的概念思维，否则对同事和团队成员会产生两极化的影响。如果你站在“山顶”上瞭望到美好的机会就在前方，而你的团队成员却滞留在下方的“山谷”中，这只会造成困惑而不会带来团结。

想要改变你的无意识思维习惯，第一步先要了解它们。

在概念思维水平的横坐标上，你认为自己处在哪个位置？在刚才这段描述中，你有没有笑笑说“哎呀，这说的是我吧”？你是否悄悄地将点点滴滴联系起来，然后意识到自己的同事或团队成员中存在这种行为？无论是哪种情况，答案都不会错，因为想要改变你的无意识思维习惯，第一步先要了解它们。

发展完善的概念思维的好处

概念思维水平较高时，我们会发现它与分析思维高度互补。分析思维是缔造大脑平衡的关键组成部分，假设分析思维也得到了良好发展。那么大脑平衡就处于绿色区域——大脑能够根据目的、环境风险、利益等因素轻松地评估解决方案。两种思维的高度发展使你能够将短期和长期问题与组织的战略和目标进行有效的关联，同时还能保持足够广阔的视角来判断哪些问题在你的控制范围之内，而哪些不在。

当你在分析思维、创新思维和概念思维之间发展出适当的平衡性之后，你会发现那渴望已久的顿悟时刻会自发出现。复杂问题变得不再那么令人望而生畏，而且解决起来也更容易。

核心要点

- 在复杂问题解决框架的第三阶段和第四阶段，我们会用到概念思维。
- 概念思维水平较低的人通常学习速度较慢，沟通和组织能力也较差。在面对需要排列优先级的问题和需要以点及面的问题时，他们会感到困难。由于他们的概念化效率较低，他们很难在压力下思考，也很难面对意外情况。他们也容易陷入完美主义陷阱。
- 拥有较高概念思维水平的人通常学习较快，更喜欢专注于宏观问题，是自信的决策者，能够轻松区分优先级，而且在压力下也能轻松应对。
- 如果你的概念思维发展良好，你能够轻松地评估解决方案并选择成功概率最高的解决方案。
- 尽管概念思维水平高的人有许多优势，但是当这种无意识思维习惯水平过高时，可能会削弱社交领导能力，因为这类人可能会在不经意间显得傲慢和轻蔑。极度擅长概念化的人很少容忍不聪明的人。

第四部分

支柱三　战略、规划和执行

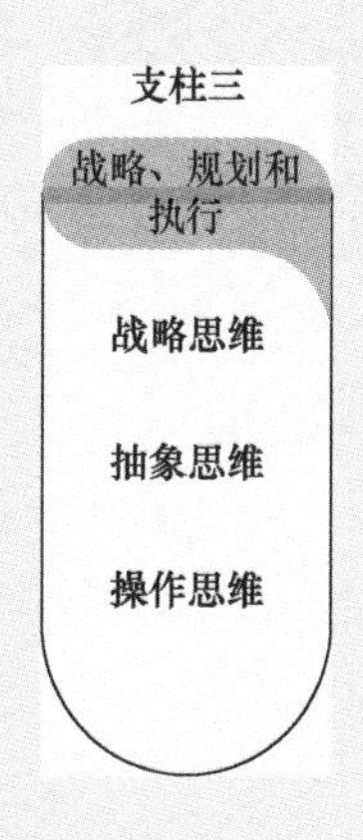

第十章

战略、规划和执行入门

“战略脱离了执行就会沦为白日梦。

执行脱离了战略就会沦为噩梦。

二者离开了才干都将不复存在。”

——改编自日本谚语

在本书的第三部分，我们详细讨论了复杂问题解决的过程，包括：有效定义问题、集思广益提出多种解决方案、然后选择最佳解决方案。因此，我们明白整个“支柱二：复杂问题解决”都是围绕着一件事展开的——那就是去确定为了解决一个问题，我们究竟需要做什么。

现在我们知道要做什么了，那么焦点就转移到如何尽善尽美地实施我们所选择的解决方案——也就是战略思维的过程。支柱三探讨的正是我们的大脑如何制定战略、进行规划并最终执行解决方案以获取期望的结果。

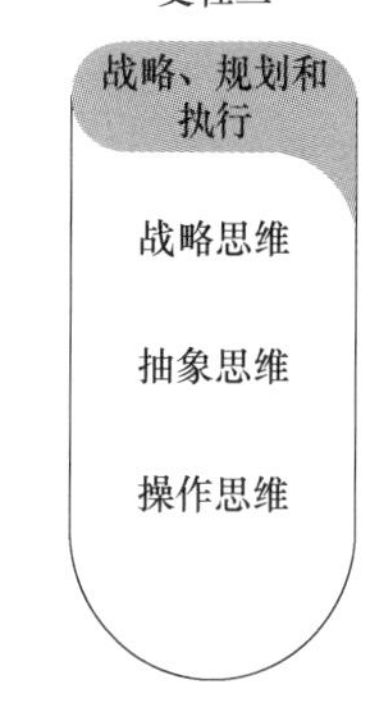

图 19　支柱三：战略、规划和执行

支柱三：战略、规划和执行包括图 19 中展示的三种无意识思维习惯。

以下是关于每种无意识思维习惯的描述：

- **战略思维**用于制定为获取期望的结果所需的战略，并创造一条清晰的推进路径，特别是在未知水域航行时。
- **抽象思维**用于制订分步计划，以实施我们选定的战略。该计划包括：确定需要完成的任务，以及完成任务的顺序和相关时间表，还包括将哪些任务委派给哪些团队成员。

- **操作思维**使每个团队成员能够确定如何脚踏实地地执行其被委派的任务，时刻提醒自己需要通过协作来实施任务，同时要与整体战略保持一致。

修筑桥梁

我明白这一切可能听上去有点太理论化了，所以让我们通过一个具体的例子来展示这三种无意识思维习惯是如何发挥作用的。想象一下，如果你要建一座桥，这些思维习惯将发挥什么作用。首先，你会运用你的战略思维来制定设计桥梁的战略方案。其次，你会依赖你的抽象思维来制定建造桥梁的顶层计划和时间表。最后，你将运用你的操作思维能力来执行战略和计划，脚踏实地地建造一座坚固的桥梁。

当我们把它打包成一个现实生活中的案例，这一切都看似简单。然而，这些无意识思维习惯之间的互动可能会非常复杂，因为这需要紧密地整合三种截然不同的思维风格。此外，整合这三种思维能力的困难就在于整合的前提是这三种思维都具备足够高的水平。

我们大概知道，如果是需要建造诸如桥梁这样的物理构造，你的团队或许还能够明确定义出任务的分工和时间表。然而，在商业领域，任务和团队成员之间的界限并不总是那么清晰。如果与战略、规划和执行相关的无意识思维习惯发展得不甚平衡，这个问题就会变得更加复杂。

在英格玛 FIT 项目中，我们发现大多数客户的操作思维都过度发达。当极高水平的操作思维遇到较低水平的战略思维和抽象思维，其结果就是过于注重实践。这样的领导者不愿意退后一步来进行战略部署和规划。相反，他们会直接付诸行动。

想象一下，如果一位船长的大部分时间都待在发动机舱里，而不是站在舰桥上——这是船长应该待的地方，只有在这里船长才能为船员和船只掌舵，才能通过发挥自己的领导作用来确保船只安全准时到达目的地——那么这段航行将会多么低效。如果船长不是派船员到甲板下面去处理问题，反而总是亲自跑到发动机舱去解决问题，那么就没有人为这艘船掌舵。无论你是监督有形的桥梁建造，还是在商业领域操纵无形的航船，你都需要清晰的方向和策略——以及相关的计划和时间表，还有有效的沟通和任务分配。

或许交响乐团的指挥是另一个绝佳的例子，他要对乐团演奏的音乐的声音和质量负责——然而指挥本人并不会弹奏任何一个音符。指挥通过让每个交响乐团成员各司其职来获得自己期待的结果。为了达到这一目标，指挥必须利用他们的技能来引导、指导和指挥音乐家们共同为观众提供卓越的音乐体验。想象一下，为了确保最佳的执行和表现，究竟需要多少战略规划和计划。

4S 战略方法论入门

在缔造成功的过程中战略是关键的组成部分。由于战略、规划和执行的过程可能具有一定挑战性，我们开发了一套 4S 战略方法论来对其进行描述。我们用图 20 来展示这套方法论。

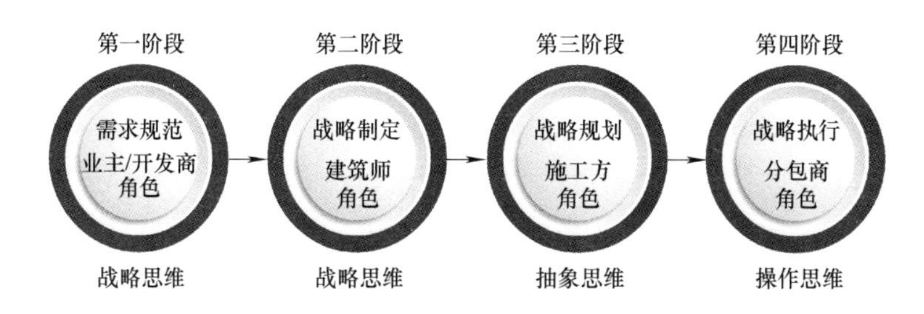

图 20　4S 战略方法论

以下是对 4S 战略方法论中的四个步骤的简要概述。我将在接下来的三章中对每一个步骤进行更深入的探讨。

1. **需求规范**。首先，你必须清晰定义并具体确定你希望获得的结果。这一步有赖于战略思维。

2．**战略制定**。接下来，你要制定一个清晰的战略路径，对如何获得期望的结果加以说明。这也有赖于战略思维。

3．**战略规划**。在这一步中，你要制订一个上层计划，说明如何实施战略的关键模块。这个计划包括：确定完成各个战略模块的顺序以及将每个模块委派给适当人员的规划。抽象思维是战略规划的基础。

4．**战略执行**。最后，每个团队成员都要对被委派的模块或子任务创建详细的实操执行计划。这一步有赖于操作思维。

由于每个人跟第三支柱相关的无意识思维习惯能力水平不同，大家对战略过程的参与方式也会因此而不同。这就是我们认为制定战略、制定规划和成功执行富有挑战的原因所在。

四种战略角色

正如你在上面的图 20 中所看到的，4S 战略方法论的每个阶段都与一个独特的角色相关联。这四个角色分别是业主/开发商、建筑师、施工方和分包商。在接下来的章节中，我将用建造住宅打比方来探讨 4S 战略方法论。从决定建造一所新房子到入住，其间涉及许多步骤，你需要采取多维度的战略方法来获取你期望的结果。首先，我将在建造住宅的比喻中描述这四种战略角色，然后我将阐释这四种角色如何应用于商业场景。

核心要点

- 第三支柱：战略、规划和执行包括战略思维、抽象思维和操作思维三种无意识思维习惯。
- 发展良好的战略思维能够帮助你为期望的结果创建清晰的具体说明、制定坚实的战略，并为获得期望的结果铺平清晰的道路。
- 你依赖抽象思维来制订上层实施计划，计划包括：要确定在何时完成什么模块和任务以及由谁完成。

- 你运用操作思维来制订务实且详细的实施计划，并基于这个实施计划来执行分配给你的模块或任务。
- 可以把 4S 战略方法论视作战略、规划和执行过程的模型。它包括四个步骤：需求规范、战略制定、战略规划和战略执行。每个步骤都与一个独特的角色相关联。
- 每个人在与这些功能相关的三种无意识思维习惯上的能力水平各不相同，这可能会给制定战略、规划和成功执行动议带来很高的挑战性。

第十一章

战略思维

“战略是一种思维方式，是有意识的刻意过程，是紧密的实施系统，是确保未来取得成功的科学。”

——彼得·约翰逊（Pete Johnson），美国爵士钢琴家（1904—1967）

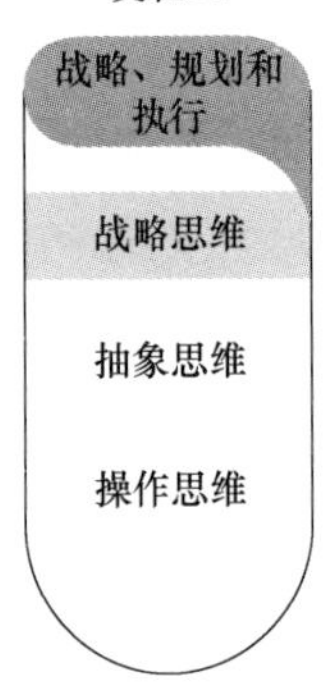

战略和成功如影随形，它们就像热咖啡和新鲜的烤松饼一样是一对好搭档。所以，想要获得成功，你需要先理解什么是战略思维以及如何对它加以利用。

不要把个人的战略思维与企业战略搞混。许多教育机构都会教授企业战略理论。一旦你学会了这些内容，它就会成为你的专业知识（即晶体知识）的一部分。然而，这并不等于你能够应用这一学习成果，不等于你能够用它来开发具有创新性的战略，也不等于你可以用相关的知识来解决以前从未遇到过的问题——因为这都是流体思维的领域。知识本身并不足以创造所需的战略行为。这是战略思维这种无意识思维习惯能够发挥作用的领域。

知道该做什么并不等于知道如何去做。

许多高管能够深刻理解企业的战略；然而，要取得真正的成功，他们还必须培养自己的战略思维这种无意识思维习惯。因为知道该做什么并不等于知道如何去做。战略思维是一种能力——将现有的知识应用于崭新的、过去从未面对过的情况的能力。

在企业中，战略思维能力一直是一项备受追捧的技能。雇主在面试中时常会关注这项技能，对于高级管理人员和“首席”们来说，战略思维是一项不可或缺的技能。约翰·沙利文（John Sullivan）在《哈佛商业评论》上发表了一篇题为“招聘：6 种方法帮你选出具备战略思维的求职者”（Hiring: 6 Ways to Screen Job Candidates for Strategic Thinking）的文章，他在文章中写道：“在 2013 年的管理研究团队调查中，研究人员要求高管们选出影响其组织未来成功的关键领导行为，97%的高管选择了战略思维。”这是一个非常显眼的统计数据，因为它捕捉到了战略思维的必要性，而且这组数据表明高级管理人员将战略思维视为实现成功的关键能力。

战略思维在 4S 战略方法论中扮演的角色

我在第十章中介绍了 4S 战略方法论，它将战略思维过程分解为四个独立的阶段。由于战略思维这种无意识思维习惯是 4S 方法论的前两个阶段的基础，本章将深入探讨这两个阶段。

	角　色	目　标
第一阶段：需求规范	业主/开发商	明确定义所期望的结果
第二阶段：战略制定	建筑师	确定获得期望结果所需的方法或设计

为了帮助你更深入地理解你的战略思维习惯是如何运作的，我们将回到建造房屋的类比，请想象你自己将分别扮演上述角色。准备好了吗？好的，接下来进入“业主/开发商”这个角色，让我们开始吧。

4S 战略方法论：第一阶段——需求规范（业主/开发商角色）

恭喜你，你刚刚购得了一块美丽平整的土地，你准备在这里建造你的理想居所。现在，是时候开始考虑你新家的规格了（见图 21）。在这个特定的情景中，先假设你已经有了一位可靠的建筑师，有了可雇用的施工队和分包商来帮你将愿景变为现实。

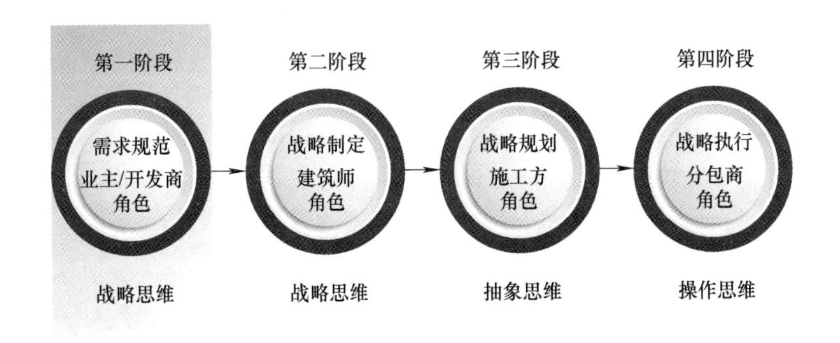

图 21 4S 战略方法论：第一阶段——需求规范（业主/开发商角色）

在开始开发土地之前，你需要少安毋躁，先明确你对理想居所的期望结果。你需要仔细考虑细节，如卧室和浴室的数量、起居室和餐厅区域的设计和位置、储物空间、车库大小等。你是否想要一个户外娱乐空间？你家是否要有一个开放式的起居空间？或者可能要有多个起居空间？你必须把方方面面都考虑周全，才有可能完全了解自己对这个理想居所的期望。

一旦你的头脑中形成了关于理想居所的清晰而又确切的愿景，你将会与你的建筑师会面。你们一起审视每一个细节。在你说明了自己的需求之后，建筑师开始为你设计新家，然后带着自己的方案回来给你进行展示。你立刻发现了一个问题。尽管一楼的多个起居区域和开放式起居空间的布局与你的设想完美契合，但是你所需要的四间卧室都位于二楼。你略显尴尬地告诉你的建筑师，需要将一间卧室放在楼下，以供偶尔造访的使用轮椅的年长亲友留宿。建筑师收到这个新信息时内心感到相当沮丧，懊悔自己没有事先了解这一细节而浪费了时间，增加了本可以避免的额外工作。现在，他们不得不回到画板前，根据新的家庭需求信息重新进行设计。

那么，这到底是谁的责任呢？是你作为房主（业主/开发商）的责任（因为没有清晰地说明你的需求）？还是建筑师的责任（因为没有把问题问到位）？其实这都不重要，因为无论你将责任归咎于谁，核心问题都在于缺乏具体的、清晰的、双方互相认同的规范，这导致了大量的非必要的重复劳动。可惜的是，这将耗费双方的时间和金钱，而且会引起情绪上的挫败感。

为什么需求规范在业务中如此重要

现在离开“业主/开发商”的角色，让我们看看你从房主的视角学到了哪些经验，这些经验如何影响日常业务。通常情况下，高管和团队不会停下来深入思考战略的预期结果。一旦他们确定了针对特定问题或特定机会的最佳解决方案，就会直接进入执行模式。这种“先开枪后瞄准”的方式会导致偏离目标。如果你忽略规范文件，甚至完全绕过这个步骤，那么几乎可以肯定你后续会推翻前面的工作，进行大量的重复劳动。迫不及待是一种常见的错误。

对需求规范的信息进行记录非常重要。它迫使你的大脑为项目创建一个清晰而精确的愿景，团队中的每个成员都将收到一个一致的副本。反之，如果你对项目只有一个模糊的愿景而且你想到哪说到哪，那么你对愿景的表达很可能不具备一致性，因为可能你每次对愿景的阐释都会有些许不同。把规格说明落在纸面上形成文件，会为你的同事及团队提供一个机会——借此机会来对项目进行反思，提出确认的问题，然后根据与业主/开发商达成的共识敲定最终版的需求说明。

4S 战略方法论：第二阶段——战略制定（建筑师角色）

让我们再次回到打造梦想家园的比喻。这一次，想象你进入了建筑师的角色。现在你已经了解到业主的期望结果，是时候确定你的方案了。

建筑师角色对应于 4S 战略方法论的战略制定阶段（见图 22）。作为一名建筑师，你的工作就是利用你的战略思维，通过构建一个心智模型来将这个家变为现实。同样，你需要停下来，对房屋的不同部分以及如何在每一层中衔接各个组成部分进行通盘思考。你需要评估空间然后安置各个房间，使房屋能够无缝流畅地衔接在一起。此外，你需要能够预见到建造过程中的所有风险，并主动化解。

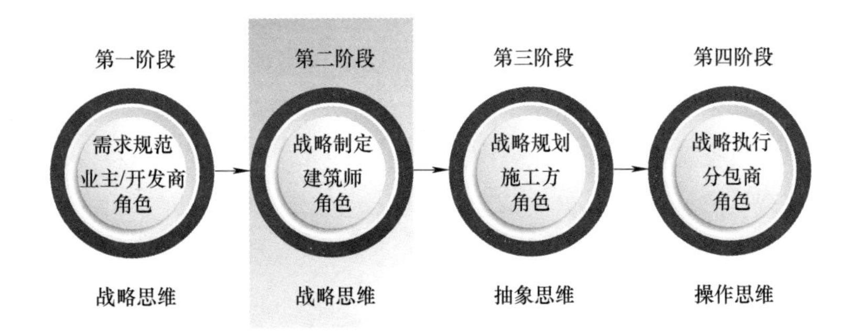

图 22 4S 战略方法论：第二阶段——战略制定（建筑师角色）

一旦你确定了某种方法，你就创建了一个战略框架，你将基于这个框架分别向甲方（也就是业主/开发商）和施工方清晰地阐述你的设计。你的战略框架和设计都是建造梦想家园的路线图。

体会一下，如果建筑师在第一次兴奋地向业主阐述了自己的设计和战略框架后从业主那里得到了一个略显抱歉的答复——有时会有年迈的亲戚来住，建筑师会有多么沮丧。我们可以想象建筑师可能会产生这样的想法："我多希望你能在需求对接的过程中告诉我这件事，而不是现在才说，因为这个信息的变化会导致我浪费大量的时间，需要推翻方案并做大量的修改，这会令项目延期。"这就是为什么我们建议业主/开发商在与建筑师接触之前，需要清晰地思考自己的愿景并制定书面的规范说明文件，这是至关重要的。

战略制定在业务中的价值

在商业环境中，对大多数人来说建筑师的角色是令人望而生畏的，因为这个角色需要非常高水平的战略思维。许多领导者发现，退一步对战略方法进行思考不如直接采取行动来得“爽”——尽管这样的行动可能对成功不利。

我们运用科学设计的测试，评估了所有十种无意识思维习惯的有效性和效率。我们发现，战略思维能力水平处于较低至中等区间的高管通常也同时拥有过度发达的操作思维。（你将在第十三章中了解到这种思维习惯，它会导致过度亲历亲为的风格。）拥有这种不平衡组合的领导者更倾向于采取边走边看、边做边计划的方式，因为这种方式符合他们大脑的工作模式。但是，正因为他们没有先停下来构建战略框架，他们很难简明扼要地向团队成员说明前进的道路。在日常商业环境中，这种缺点意味着领导者往往会被小问题分散注意力，而且总想微观管理所有执行要素。虽然他们明白创建一份路线图能够强调出风险并将重做的可能性降到最低，但是他们发现创建路线图这项任务困难而又耗时。

那些在战略制定方面感到困难的领导者往往会急于行动，边做边解决问题。在他们看来，确定路线图和关键步骤无异于浪费时间——他们本可以利用这些宝贵的时间来完成工作。他们期望团队能够接受一个想法然后“马上行动起来”。因此，他们的团队常常感到没有指引，缺乏明确的方向。团队成员不断要求进一步明确方向，以便执行自己的任务。这些没完没了的问题轰炸往往会让战略思维能力不足的领导者感到沮丧。因为他们不明白为什么每个人都感到困惑，他们认为自己的团队想得太多却不愿意卷起袖子开干。

正是这种心态为战略思维能力较低的人锁住了职业发展的上限。他们的障碍在于无法明确表达期望的结果究竟是什么样子，也无法为自己和团队制定前进的战略路径。随着个人事业的发展，管理者的成功越来越依赖于团队执行自己的战略的能力。他们需要暂时停下脚步参与到 4S 战略方法论的前两个阶段中去，才有可能充分利用并发挥团队的优势。如果没参与这两个阶段，就无法制订恰当的计划，更不用说执行了。简单来说，在我们那个建造家园的比喻中，除非你的战略思维能力得到强化，否则土地上将永远无法出现一座结构坚固的住宅。

战略思维的无意识思维习惯模型

当你的战略思维发展到最佳水平时，更容易对期望的结果进行通盘思考并创建项目启动规范说明。由于制定战略对你来说简单又快捷，你可以创建清晰的路线图，帮助你的团队共同对这个战略投注时间和精力。此外，你可以以更一致的方式传达战略路线图，打造共识，这对战略的成功执行至关重要。

下面通过一个例子来展示战略思维能力不足在商业情境中的体现：

提示：你需要针对组织的一个新机遇制定战略。

例行程序：你下意识地运行你那发展不够充分的战略思维例行程序。

输出：你发现很难对当前的机会进行具体的说明和定义，而且难以制定有助于抓住机会的战略。虽然你心中可能有一个模糊的战略，但是很难向团队阐释细节。

战略思维的科学背后

我们的客户一致反馈说，在接受了我们的流体思维计划后，他们的战略思维能力得到显著提升。通过在大脑辅导前后分别评估客户的战略思维、抽象思维和操作思维能力，我们了解到与战略、规划和执行相关的无意识思维习惯是可以培养的。我们经常能够看到那些完成了辅导计划的人的测试成绩有了显著改善，他们应用战略思维的能力也得到了提升。

此外，我们从迈克尔・D. 沃特金斯（Michael D. Watkins）那里收获了信心。他在《哈佛商业评论》发表了一篇题为“如何进行战略思考”（How to Think Strategically）的文章，他写道：

“伟大的战略思想家是天生的还是养成的？答案是‘都是’。是的，这样的人具有一定的天赋；是的，你也可以培养这种才能。”

沃特金斯提到了认知重塑（cognitive reshaping），他对这一概念的描述是——通过反复的心理锻炼来培养和创造新的心理习惯的过程。从认知科学的角度来看，我想补充说，想要改善战略思维这种无意识思维习惯，关键在于通过刻意练习对大脑固有的神经可塑性加以利用。

战略和规划之间的关键区别

许多人搞不清战略制定与战略规划的区别，将二者混为一谈；它们可不是一码事。虽然这两种技能是相互协作的，但是它们需要截然不同的思维风格，因此澄清二者的差异是解决难题的重要一环。在 4S 战略方法论的背景框架下，战略制定以战略思维为基础，这是我们本章的重点；然而，战略规划以抽象思维为基础，我们将在第十二章进行探讨。

亨利·明茨伯格教授在战略制定和战略规划方面著有很多文章。在具有影响力的文章“战略规划的兴衰”（The Fall and Rise of Strategic Planning）中，他说道：“规划无法产生战略。但是，在有了可行的战略之后，规划可以对战略进行程序化，使战略有了实操性。”重要的是，他对战略思维和战略规划做了如下比较和对比：

“规划一直是与分析有关的——将目标或各种意图分解为步骤，将这些步骤程式化，达到几乎可以自动实施的程度，并阐明每个步骤的预期后果或相应结果……与此相反，战略思维是与整合有关的。它涉及直觉和创造力。”

这些思想与我的观点是一致的，因为它强调了战略思维这种无意识思维习惯是偏宏观的，明显比战略规划更加全面、更加复杂也更加综合。

如果领导者不能为他们的战略注入能量，那么就丧失了缔造成功所需的重要动力。明茨伯格明智地断言，人类有时会单纯地停止思考。这一洞察很直白但又稍稍令人不安，因为我相信我们都能对这一洞见感同身受——当我们的身体陷入忙碌状态，有时就会关闭心智的开关。然而，不假思索的前行可能会对职业成长产生代价高昂的影响。

战略思维在业务中的重要性

尽管战略思维能力是一种亟须的能力，但是在日常环境中很难描绘它到底是什么样子的。根据旧金山州立大学管理学教授、国际知名人力资源思想领袖约翰·沙利文博士的说法，战略思维者具备以下附加价值：

- 具有前瞻性
- 采取宏观视角
- 关注外界
- 具有全球视野

从实质上讲，战略思维者有能力展望机遇、化解风险，同时他们还能利用全球意识来识别新兴趋势，因此能够帮助组织为未来做好准备。有趣的是，沙利文对战略思维的定义不仅涉及战略思维这一无意识思维习惯，还考虑到了其他习惯，如专注思维（见第五章）、概念思维（第九章）、抽象思维（第十二章）和直觉思维（第十七章）。如果能理解这些思维习惯如何相互关联，将有助于理解为什么我们会认为战略思维对成功如此重要。

从更广阔的视角看问题

亨利·明茨伯格一针见血地总结了战略思维的高水平发展所带来的益处。他发表过一篇题为“战略思维如同‘洞见’”（Strategic Thinking as ‘Seeing’）的博客文章，聚焦于战略思维的复杂性以及战略思维如何囊括了各种不同形式的“洞见”。明茨伯格说：“大多数人都同意，战略思维意味着前瞻性。”不过明茨伯格看待战略思维的视角更为广阔。在他的文章中，他优雅地描绘了洞见的不同侧面，并指出各个侧面在优化战略思维中所发挥的作用：

- 前瞻（seeing ahead），是指我们识别并预见到接下来会发生什么，但又不仅仅是推断趋势；有了前瞻性，我们的框架就是面向未来的。
- 回顾（seeing behind），意味着为了充分把握未来，我们必须利用过去的经验教训来避免不必要的闭门造车。
- 俯瞰（seeing above），就像你乘坐直升机从上方俯瞰一大片森林一样，指的是看到整体图景。
- 体察（seeing below），是指细致地发现价值。就像离开直升机，走进森林，体验在最一线发生的事情。
- 张望（seeing beside），是指不满足于传统智慧，寻求不同的视角，并利用横向思维追求组织成功。
- 展望（seeing beyond），是创意与务实的相遇，是利用创新思维来产生与当前情境有关的新鲜想法。
- 看透（seeing it through），意味着认识到没能被执行的战略就算再伟大也毫无意义，有了这种意识，战略思维者才能坚持到底。

在流体思维框架下，战略思维发展水平较高的高管会自然而然地运用上述不同的洞见方式。这种能力使他们在 4S 战略方法论的需求规范和战略制定阶段游刃有余。

我说得清楚明白吗？

有趣的是，我们通过测试发现战略思维能力较低的个人通常也难以清晰简洁地沟通。他们通常会口若悬河地说话，提供大量信息，但结构性较差。这种交流风格与其大脑的思考方式以及信息处理方式有关。他们或许能理解概念的各个模块，但总是难以按正确顺序进行沟通。虽然他们会覆盖到所有模块，但是经常会以随机的顺序去介绍它们——于是 A、B、C、D 可能变成 C、A、D、B。可以说，内容就是这些内容，数据就是这些数据，但是顺序的混乱会令团队迷茫，难以理解领导者到底想要向团队说明什么内容。与此同时，领导者的感受可能是好像没有人在听自己说话。

根据我的经验，良好的沟通是一个三段式的过程：

1. **澄清在先**。在开始沟通之前，先在自己的头脑中澄清自己的想法。

2. **找准节奏**。在讲话或写作之前，先在头脑中确定你想要沟通的内容的顺序以及如何有效地沟通。

3. **清晰沟通**。言简意赅地传达信息。

良好的沟通有赖于更高水平的战略思维能力：如果欠缺这种能力，可能会在找到最佳沟通顺序方面遇到阻碍。遗憾的是，那些备受这一问题困扰的人们往往会急于沟通重要话题，这会导致误解，而且令团队无法有效执行管理者的战略。

奥菲利亚：战略思维失灵

奥菲利亚（Ophelia）在一家大型医疗机构担任服务主管。她负责所有运营事务，包括合规管控、机构治理和医务人员管理。奥菲利亚遵守纪律、兢兢业业、极有条理，她的名声是“如瑞士钟表般运营自己的组织”。她被称为“解决它女士”（Ms. Fix It），因为似乎没有她解决不了的问题。奥菲利亚经常被要求去推动那些不受欢迎但又很有必要的变革。自从加入该组织以来，她已实施了不少重大变革，使组织的成本得以降低、资源分配更加合理。

奥菲利亚那种直接且略显粗暴的做法有时会让她的同事感到不悦。她直接的沟通风格会造成摩擦，因为她需要通过强硬的领导方式来确保别人能够服从，但她往往在这个过程中疏远了他人。

尽管面临这些困难，奥菲利亚仍然享有良好声誉，因为她总能在预算内交付成果。她不仅是一名合格的医生，而且还拥有常春藤院校的工商管理硕士学位。奥菲利亚总是能达成她的关键绩效指标，她相信自己的诸多优势令她符合晋升条件。

当她们医院的高级主管职位出现空缺时，她安排了与首席执行官马克的会面，希望得到他对自己晋升该职位的意见和认可。然而，他们的对话并不符合她的期待。在会面期间，马克解释说，尽管组织非常重视奥菲利亚并将她视为医院不可或缺的运营人才，但是他对她的战略思维能力表示担忧。马克强调申请者需要证明自己具备战略思维能力，因为战略思维是高级主管职位的关键技能。

马克的话令奥菲利亚感到震惊。她继续倾听着马克的解读，尽管强大的问题解决能力和亲力亲为的工作方式令她在当前的职位角色中颇具价值，但是只具备这些优势并不足以使她晋升。高级主管职位需要的是一位富有远见的思考者，需要能够帮助组织指导未来三至五年的战略。此外，如果作为高级主管想要有效地交付成果，奥菲利亚需要在与内外部的利益相关者交流时采取更具合作性的、顾问式的领导方式。

奥菲利亚不安地思考着她刚刚收到的反馈。马克认为她缺乏更高级别职位所需的战略思维能力，这样的评论确实让她感到如鲠在喉。她在工商管理硕士的企业战略管理课程中成绩优异，她的战略思维能力怎么会不足呢？为什么奥菲利亚过去总是在各种情况下收到积极的反馈？难道在推动运营变革时她不是得力的人选吗？当然，她有时会采取强硬的方式，但那是为了获得期望的结果并完成任务，难道她还有别的选择吗？她只能表现得足够坚定，因为许多高级别员工都对变革抱持强烈的抵触态度。

奥菲利亚感到愤愤不平又心灰意冷，困惑笼罩着她。马克说的一切她都无法理解。似乎只有一件事是明了的：她一直在寻求的晋升机会似乎比以往任何时候都更加遥远。对于一个绰号为“解决它女士”的人来说，眼下这个问题似乎没有办法迅速解决。

战略思维水平低的影响

战略思维能力较低的人总是会被限制在操作角色中，原因就在于他们缺乏更高级别战略职位所需的领导能力。即使他们确切地知道该做什么，也很难对如何做加以明确。由于他们很难制定战略，所以往往会急于行动，而且难以将战略传达给团队。因此，他们经常面对的结果是自己要承担大部分工作。

在接下来的部分，我将通过奥菲利亚的故事来说明战略思维不足如何影响战略绩效并限制职业发展。

操作思维定式和领导力不足的泥沼

奥菲利亚很强势，并且喜欢临时起意。她更喜欢在挑战来临时逐个击破。在这个不断采取主动的过程中，她没办法停下来思考。她没有具体明确地记录所期望的结果——确保战略推进成功的必备基础；也没有为团队提供明确的方向。在她看来，一切都是明摆着的，何必浪费宝贵的时间呢？这种清晰度的缺乏预示着她的团队经常难以执行任务。这种以操作思维为主导的思维方式对奥菲利亚的战略思维能力和领导沟通风格构成了阻碍，制约了她的职业发展。

缺乏远见

遗憾的是，奥菲利亚的视角比较线性，也就是说她专注于眼前的任务，而且每次只向着目标迈进一步。尽管在她目前的职位中这种方式令她表现出色，但是奥菲利亚有限的视角将导致她在更高级别的战略角色中遇到困难。

企业战略和战略思维的混淆

尽管奥菲利亚在攻读工商管理硕士的企业战略课程时获得了高分，但是她的学术理解并没有迁移到工作中去。这种情况很常见，许多人能够谈论公司战略并普遍掌握关于最佳实践的知识。然而，由于他们的战略思维能力较低，他们在应用与公司战略有关的晶体知识方面仍然可能遇到困难，特别是在遭遇从未遇到过的情况时，以及处于快速变化的时期，困难尤甚。

沟通不清晰

我们还看到奥菲利亚因沟通方面存在问题而陷入挣扎。这就是为什么她通常亲力亲为。她的团队和同事经常对这种方式感到沮丧，这导致了一系列关于她的领导风格和沟通风格的负面反馈，最终限制了她的职业选择。

战略思维高度发展的好处

战略思维是很多能力的基础，包括：一个人能够清晰具体地描述未来的愿景的能力、表达期望的结果的能力，以及制定有助于获得期望结果的战略的能力。此外，战略思维使人能够退后一步，将关于项目处理的思考前置，而不是临时规划和仓促行事。

最后，战略思维使人能够简洁有效地传达自己的愿景和战略，因为这样的人会先花时间在自己的头脑中构建清晰的思维图像，而不是简单地把脑海中刚冒出来的关于未来的思想泡泡立刻分享给别人。

核心要点

- 在企业界，战略思维能力是一项必不可少的技能，特别是对于高级管理者和首席级别的角色来说尤为如此。了解企业战略和最佳实践的相关知识并不足够，你需要高度发展的个人战略思维才能应用你的知识。
- 战略思维是 4S 战略方法论的前两个阶段——即需求规范和战略制定——的基础。在第一阶段，你定义期望的结果并确定各种风险。在第二阶段，你制定用以获得期望结果的战略并将该战略传达给你的团队。
- 战略思维水平较低的领导者经常不能在开始行动之前停下来进行思考。他们不会花时间完整定义一个项目并确定适当的方法，这会导致混乱和执行不力。

- 具有较低战略思维水平的人具有操作性的思维定式，这限制了他们的晋升，因为更高级别的岗位需要战略视角，以及清晰沟通和善用团队的能力。
- 当你的战略思维发展水平较高，你会发现定义期望的结果、评估和化解风险、制定战略以及向团队传达战略都变得更容易。

第十二章

抽象思维

“如果你不能成功地规划，那么就准备迎接失败吧。”

——本杰明·富兰克林

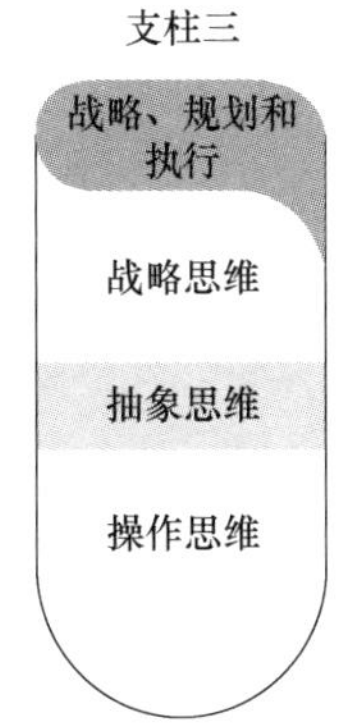

发展水平良好的抽象思维对于有效进行战略规划至关重要。在战略规划的过程中，需要借助分析能力来将复杂的战略分解为可实施的较小部分。战略规划界定了由谁执行什么任务、何时执行以及他们如何通过与他人互动合作来有效执行计划。

抽象思维有助于提升驾驭信息的能力从而对规划项目有所帮助，同时，抽象思维有助于有效地将任务委派给他人。这是一种关键的无意识思维习惯，因为它直接影响着领导者的表现和团队的生产力。战略规划越完善，团队就越有可能有效且高效地执行战略。

战略规划的作用很容易被低估，但是它对于成功至关重要。让我们以创作一首乐曲为例来说明这个问题。作曲家首先要产生关于旋律的灵感。然后他会将这个旋律分解成音符和和弦。最后，将其记录在乐谱上。只有在经历了上述步骤之后，其他音乐家才能轻松地演奏这首乐曲。

战略规划与分解旋律很相似。音乐家需要根据谱子来演奏乐曲，而在战略规划的过程中，你要以一种能够让他人理解并且执行的方式来拆解一个过程。假如没有乐谱，音乐家将需要依赖精准听音的能力来形成自己脑海中的乐谱，然后再完美地再现原版音乐。这些过程势必会造成音乐家们无法同频，进而导致不利的后果。在商业环境中也会出现类似的情况，如果战略规划制定不当，同样也会抑制清晰传达的能力，导致团队成员无法同频。

现在，让我们将创作音乐的类比应用到商业环境中。你可以把乐曲视为战略，把乐谱看作是战略规划，把音乐家们看作是执行战略和战略规划的团队。领导者往往并没有提供乐谱，却还纳闷为什么自己的团队未能按照作曲家的意图来演奏乐曲。同样，团队成员也会感到沮丧，因为经理们期望他们演奏一首乐曲，却又不给他们发乐谱来指导演奏过程。基本结论是：无论你想在音乐、商业还是生活中达到目标，这三个模块都对成功的结果不可或缺。

抽象思维在 4S 战略方法论中的角色

在 4S 战略方法论中，抽象思维在第三阶段起着关键作用。正如你在第十章中所学到的，第三阶段涉及规划如何执行战略并在过程中化解各类风险。为了以一种更具象化的方式来探讨战略规划这个部分，让我们回到构建家园的比喻，并重新回到角色扮演模式。

4S 战略方法论：第三阶段——战略规划（施工方角色）

在第十一章中，你曾经扮演过业主/开发商和建筑师的角色，现在我们要展开 4S 战略方法论的第三阶段：战略规划了（详见图 23），你需要进入施工方的角色。

作为施工方，你将基于建筑师的战略思考来进一步发展战略构成和战略设计。然后，你将围绕这套设计的具体执行来形成自己的上层战略规划。这个规划涵盖一系列步骤，等着你的团队和分包商去执行，从而将建筑师设计的房屋转化为实实在在的家园。

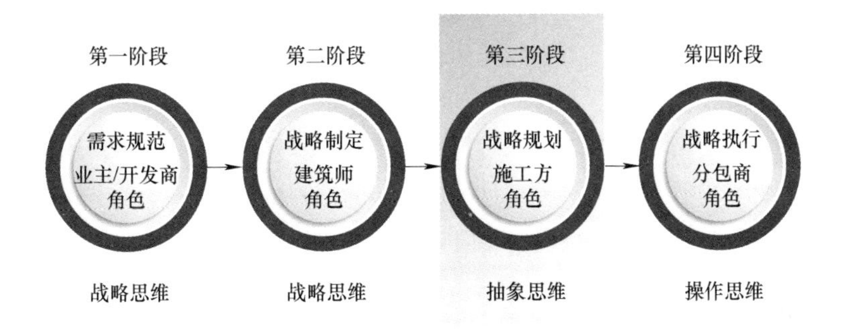

图 23　4S 战略方法论：第三阶段——战略规划（施工方角色）

战略规划的过程需要将建造房屋所需的所有元素分解为包含相应任务的模块，然后将这些任务委派给你的团队负责人、相关的工匠以及分包商（例如，电气模块要涵盖一名合格的电工应该执行的所有任务）。这样做的目的是创建一个关于建造房屋的更高效、更准确的时间表。为了达到这一目标，需要以总历时最短为目标安排一系列并行任务，而其他一些任务则需要分阶段依顺序开展。比方说，首先需要铺设地基，然后建造房屋的框架。这些步骤无法同时实施。相反，屋顶和外部墙壁是可以同时建造的。完成之后，你的团队可以继续建造内部墙壁、连接管道、安装电气系统等。

房屋的质量和建造的进度都取决于你作为施工方所制定的战略规划的质量。你所选择的作业流水线以及委派任务的方式将影响结果、建筑速度以及从开始到结束的总历时。

正如你所看到的，战略规划是一项重要的职责，需要高度的抽象思维来引导建筑过程分解这一思维过程。如果施工方的抽象思维发展不足，那么战略规划将缺乏清晰性和完整性。其结果是建筑过程将受到负面影响，后果可能很严重，包括预料之外的返工、时间延误和成本超支。

商业中的战略规划

大部分人并非施工方，但是施工方的原则也同样适用于商业。与施工方类似，高管需要具备出色的抽象思维技能，这种技能让他们能够将战略分解为模块，并制定战略规划。对整个项目进行认真思考才能获得有效委派任务所必需的清晰度，这是非常重要的，不容忽视。如果缺乏全面的战略规划，任务委派将会变得混乱且无效，团队领导也会缺乏交付期望结果所需的清晰度。

发展良好的抽象思维能力使你在监控项目进度时更加自信。如果你的战略规划能够很好地概述出关键模块和任务、识别潜在风险以及指出如何化解风险，你就能够更有效地主持项目会议。此外，你可以在必要时及早介入，以确保主动对项目的质量、成本和时间进行管理。

抽象思维的无意识思维习惯模型

对于抽象思维能力较强的领导者来说，制定团队可以高效执行的战略规划没什么难的。如果你能够在头脑中抽象地处理信息，你就可以轻松地制定出经过深思熟虑的战略规划。遗憾的是，对于抽象思维能力不足的人来说，战略规划往往是一个混乱的过程。

下面这个例子展示了抽象思维能力不足在商业中可能产生的影响：

提示：你的经理要求你准备一个战略规划，要概述出新的组织战略实施的具体方案。

例行程序：你下意识地运行了你的抽象思维例行程序。

输出：你制定了一个不完整且颠三倒四的战略规划。由于你没有花足够的时间来深入思考，导致项目任务定义不清晰，而且战略规划缺少关键的时间表。此外，由于几乎没有进行风险评估，这个规划未考虑依存关系和应急因素。

抽象思维背后的科学

在客户的抽象思维能力得到提升之后，他们会报告自己能够更好地制定战略规划、更有效地委派任务并且能够将项目维持在正确的轨道上。此外，他们发现自己更擅长预判并化解执行过程中的风险。

了解这些之后，让我们再次回到明茨伯格关于战略规划的那篇颇有影响力的文章。他做了一个重要的概念辨析，他提到“通过重新定义规划者的工作，公司将认清规划和战略思维之间的差异”。明茨伯格的观点与我们对战略规划的定义一致，他强调是分析驱动着整个规划过程。不难理解为什么许多战略规划未被成功交付，原因就在于没有对战略进行恰当的分析，实施过程也未得到充分的记录。没有战略规划，实施过程就会面临调整，而且也会受到意外风险的影响；同时，也不太可能进行有效的委派。

阿里•德赫斯（Arie de Geus）曾担任荷兰皇家壳牌公司的企业规划总监，负责业务和场景规划。明茨伯格引用了他的观念来强调战略规划的实际目的不仅仅是制订计划，也包括改变高管头脑中的思维模型。这种精准的辨析很有帮助，因为它强调了高管需要提供更高层次的思维来引导其他人进行思考。他们达到这一目的的方式是——为业务创建新的思维模型，并在委派的过程中将其清晰地传达给团队。

如果你是领导者，那你就是项目经理

从流体思维的角度来看，利用抽象思维来优化战略规划的过程就类似于成功的项目管理。有趣的是，大多数高管总不免会时不时地扮演非官方的项目经理角色。达娜•布朗利（Dana Brownlee）在《福布斯》发表过一篇题为“不是只有项目经理需要进行项目管理：你需要了解的 4 种技能”（Project Management Isn’t Just for Project Managers: 4 Skills You Need to Know）的文章，她在文中指出，大多数要求参加项目管理培训的人并不是项目经理。布朗利断言，组织非常重视而且

理解所有领导者对于项目管理技能的需求，企业并不会认为只有项目经理才需要这种技能。

高管如果能深入理解项目管理的基本原则，必定会受益于此。这些原则是你的晶体知识的一部分，而你的抽象思维能力属于流体思维的范畴。高水平的抽象思维能力使你能够有效应用自己关于规划的知识，并且有助于优化委派方案。

理解晶体知识和流体思维互补的本质能够帮助你优化领导方式，让你能够最大限度地发挥你自己和你的团队的优势。想要有效地引导他人的思考，你必须首先在自己的头脑中制定出清晰的战略规划。

战略规划是与风险密不可分的

正如你在第十一章中学到的，风险分析是战略制定的一个重要组成部分。这对于战略规划也同样适用。实际上，在我们的 4S 战略方法论的各个环节，我们都会强调风险分析的重要性，因为这会迫使你从不同的角度看待问题。从更宏观的视角进行风险分析本质上是战略性的，可以预防因为没能未雨绸缪而导致的损失。这是至关重要的，因为如果你察觉不到风险，何谈化解！

在战略制定阶段，对风险的分析能力有赖于你的战略思维；然而，在战略规划阶段，对风险的分析能力有赖于你的抽象思维，它使你能够多维度、多视角地识别潜在风险。抽象思维能够帮助我们进行思维实验，也能帮助我们想象未来。能够预见到将来会产生的问题是一种非常强大的能力，因为它有助于防止大量的重复工作。此外，能够意识到各种风险有助于将项目维持在正轨之上，并确保任务的成功执行。

风险分析也与爱德华·德·博诺（Edward De Bono）的“帽子”概念相契合，特别是他所谓的黑帽——它代表着由风险驱动的思维。虽然有人认为黑帽是负面的，但是我更建议将其视为魔鬼教官，因为它迫使我们走出舒适区。德·博诺指出，我们在进行批判性思考和战略性思考时需要考虑风险、危险、障碍、潜在问题和不利因素。

推动委派

成功的委派有赖于清晰的战略规划、对委派的提前筹备以及有效的沟通。为了引导他人思考，在把项目的战略规划落在纸面之后，需要思考如何能够更好地将不同的模块和任务委派出去，这是非常关键的。我们建议采用以下方法。

1．**委派规划**——考虑要委派哪些模块和任务，以及委派给谁。你需要为整体的战略规划提供适当的背景信息，包括关键步骤的摘要、潜在的风险以及其他相关的背景信息。

2．**委派筹备**——提前考虑如何沟通每项要委派的任务，包括承接人的经验水平、你想要传递多少细节，以及对每位承接人最有效的语言类型。

3．**将任务传达给承接人**——这一过程要简明扼要。必须在完成前两个步骤之后再与承接人沟通。否则，如果你操之过急，会让承接人感到困惑，并且你可能会对他们交付的结果感到失望。

这三者共同构建了一个坚实的基础，为自上而下的成功实施和执行提供了支撑。这世上并不存在能够保证结果完美的魔法棒，生活中的万事万物皆是如此。但是上述三个步骤是能够减少潜在的问题并且促进按时按点执行、保质保量交付的好方法。遗憾的是，许多领导者由于抽象思维水平较低而难以有效委派任务。结果，他们最终不得不亲自处理次级任务，并且为了解决问题而需要承担大量的返工。

伊莱•布罗德（Eli Broad）是一位成功的商人，他建立了两家财富500强公司：KB Home和Sun America。在他的著作《不讲理的艺术：非传统思维课》（*The Art of Being Unreasonable: Lessons in Unconventional Thinking*）中，他强调了委派的重要性。一个重要的经验是——优秀的领导者能够确定自己的首要任务并把所有其他事务委派出去，因为如果无法进行委派，将会给管理者造成重大阻碍。我非常认同伊莱•布罗德的看法。

想要有效委派，你需要良好的沟通

不知道这个消息是好是坏还是不好不坏——人们需要清晰简洁的需求对接，才能确保高质量的输出。不幸的是，许多领导者很难有效地进行委派，在有效地与团队沟通方面也会遇到困难，这导致每个人的步调都不一致。企业培训师达娜·布朗利（Dana Brownlee）将领导者与团队之间缺乏一致性的现象称为“右手不知道左手在做什么之疾”。这对许多组织来说这是一个很常见的问题，而且他们一直在努力克服这个困难。

根据我的经验，沟通不一致并非是有意而为之的，高管也没有故意模糊信息。问题在于他们的时间太紧张了。因此，他们没有时间停下来思考战略、制订计划，并提前概述相关流程。

这种思维清晰度的缺乏会导致自上而下的各个层级都搞不清需要做什么以及如何去做，从而造成混乱。然而，如果领导者能够花时间进行反思并制定战略规划，相关的规划文件便可以成为推动战略执行的工具。

这样一来，清晰度就可以沿着组织结构层层传递，于是每个人都能统一步调、统一进度，朝着同一个方向前进。在有效的委派和有效的沟通过程中，战略规划的情境化往往是被遗失的要素。

即使是蝙蝠侠，也不能没有罗宾

即便是超级英雄，也需要搭档，这就是为什么高管和领导者离不开团队的支持。约翰·C.马克斯维尔（John C. Maxwell）在他的著作《中层领导力》（*Developing the Leaders around You*）中做了很精辟的总结：“如果你想把一些小事做对，那就亲自去做。如果你想做一些伟大的事情，产生重大的影响，就要学会委派。”

对于领导者而言，放手可没那么容易，但是放手可以让你有时间推动战略创新，从而促进组织的成长。黛博拉·格雷森·里格尔（Deborah Grayson Riegel）在《哈佛商业评论》上发表过一篇名为“领导者成功委派工作的 8 种方法”（8 Ways Leaders Delegate Successfully）的文章，她在文中引用了一项盖洛普公司 2015 年的研究，该研究对《财富》500 强榜上的 143 位 CEO 进行了调查，调查发现能够有效下放权力的人所领导的公司成长更快、能够创造更多收入和就业机会。因此，通过提高你的抽象思维能力进而提高委派能力——委派不仅仅是下达命令——可以获得巨大的好处。

此外，在杰西·索斯特林（Jesse Sostrin）的文章“想要成为一位伟大的领导者，你必须学会如何有效委派”（To Be a Great Leader, You Have to Learn How to Delegate Well）中，我们找到了更多证据来证实战略委派的价值。索斯特林指出，想要提高你的领导潜力，你需要通过他人的行动来延展自身的存在。这说明有效的委派与领导潜力的提升之间存在明显的相关性。

乔舒亚：一名奋斗中的缺乏战略规划的超级英雄

乔舒亚（Joshua）是一位年轻有为的高管，管理着一个由十名成员组成的团队，这个团队隶属于一家跨国金融公司的行政部门。乔舒亚是一位聪明、鼓舞人心且能够给予帮助的经理，对他来说激励自己的团队不在话下。乔舒亚的管理风格非常兼容并蓄，虽然这通常是有利因素，但是他与团队的关系有点过于亲近了。虽然友谊和管理之间的界限模糊有其优势，但是这使得乔舒亚在需要扮演老板角色时很难应对。

乔舒亚是一位亲力亲为的经理，他会花时间了解团队当前任务的细节。当团队成员需要帮助时，他总是乐意伸出援手。由于他乐于助人的天性，乔舒亚赢得了按时按点保质保量交付成果的声誉。这为他在同事和管理层中赢得了很多尊重；然而，更高层的管理者会惊讶地发现这些成果并非完全出于团队的努力。事实上，反而是团队依赖乔舒亚的勤勤恳恳、加班加点来交付成果。

黛安（Diane）是行政部门的主管和乔舒亚的直接上级，星期一一早黛安把他叫到了会议室。黛安对他抱以热情的微笑。坐定后，她解释说他的表现和可靠度引起了管理层的注意。为了表示对他的认可，乔舒亚将被提拔到一个更高层级的职位。现在，他将不只管理十个人，而是管理八名直接下属，每名下属又管理着大约十个人的团队。听到这个消息后，乔舒亚感到头晕目眩。虽然他很兴奋，但是将要管理 80 个人的想法让他感到害怕。

第二天早上，他思考着如何在一个更大的团队中继续保持亲力亲为的方式。乔舒亚知道他的合作方式是他成功的原因。这种方式让他能够沉浸在细节中，实时控制问题并保持领先一步。如果要让他把撸起的袖子放下来，让交付成果完全取决于直接下属，将会发生什么呢？

乔舒亚意识到他需要改变自己的领导风格。他需要采取更宏观、更具战略性的方式，而不是在战壕里面进行领导。这让乔舒亚感到担忧。虽然他认识到战略规划的必要性，但这并不是他的强项。对他来说，这似乎意味着大量的思考工作，但产出甚少。他更喜欢边做边摸索，必要时随机应变，而且这种方式到目前为止还没有失败过。

乔舒亚来到单位后，参加了黛安安排的后续会议。黛安脸上露出微笑，告诉他她已经为行政部门制定了一项新战略。不仅如此，她还决定任命乔舒亚与他的新团队一起推行这项战略。

“不要慌！”乔舒亚在心里对自己说，同时微笑着点头。

黛安继续解释说，她希望由乔舒亚负责制定新战略的战略规划。这意味着他需要制订详细的项目计划，以便他的新扩充的团队能够有效地实施这项战略。黛安描述了规划需要涵盖的内容——关键任务、人员、所需资源等。乔舒亚需要提供可靠的预算和时间表，以及对相关风险和化解策略的深入评估。黛安说她知道他是这份工作的合适人选，会议就此圆满结束。

听完所有要求后，他感到担忧。他的大脑向来不擅长规划达到目标所需的步骤，更别提战略性地安排它们的顺序了。由于乔舒亚总是专注于眼前的任务，他很少考虑未来可能存在的风险。

乔舒亚意识到这项新责任将带来大量的委派，而委派是他从未充分发展的技能。事实上，他甚至不喜欢给别人下指示，因为对他来说这种感觉靠不住。此外，过去每当他将工作委派出去，结果都不会完全符合他的预期。他向来都不确定到底要提供多少细节和指导，所以他的指示通常都很模糊。有一半的时间，他会跳过委派，自己完成工作，只因为他的团队无法产出他这样高质量的成果。

抽象思维水平低的影响

太多时候，抽象思维水平较低的领导者还没来得及付出充足的时间来将复杂项目分解成较小的组成部分并充分考虑如何更好地获得期望的结果，就急于投身到复杂的项目中去。由于缺乏正式的战略规划，执行可能会变得混乱，导致意想不到的问题、延迟交付、成本超支、大量重做，并且对谁应该做什么以及何时做什么造成严重混乱。

接下来，我用乔舒亚的故事来说明抽象思维水平不足是如何影响战略绩效并对职业成就造成挑战的。

缺乏规划

乔舒亚通过亲自管理每一个细节来弥补他战略规划能力方面的不足。这种方式使他几乎没有时间退后一步来思考处理项目的最佳方式——也就是便于他善用团队的方式。由于乔舒亚没有事先花时间考虑项目的各个方面并评估风险，他需要在过程中频繁进行调整。这种兵来将挡的方式对他的团队的生产效率产生了负面影响，而且他的团队成员也对项目任务和时间表的频繁变化感到恼火。

乔舒亚较低的抽象思维能力可能不利于制定全面的战略规划，进而影响对黛安的新战略的实施。这就仿佛是绑住他的双脚让他参加赛跑比赛。

无效委派

乔舒亚深知委派的重要性，但是他仍然无法克服亲自上手的冲动。打个比方，这就好比黛安给了乔舒亚一项如蝙蝠侠般艰巨的任务。他需要整个团队的合作才能成功。这个团队的力量最差也不能亚于罗宾、蝙蝠车和他信任的管家阿尔弗雷德·彭尼华斯等人的合力，而这些搭档都需要在采取行动之前得到明确的任务说明。乔舒亚明白这一点，也正因此他的脑海中开始逐渐浮现出关于自己能力不足的想法。当他意识到自己是黛安所倡导的新战略的项目经理，他的新角色所带来的挑战就显得更加不言而喻。乔舒亚现在能够明白，当你拥有一个 80 人规模的团队时，你无法对每一个细节都进行微观管理。

无效沟通

一想到要委派工作乔舒亚就倍感困扰，以至于他尽可能地去回避委派工作。其中的困难一部分在于他更多地将自己看作是团队的同伴而非领导者，这使他在下达命令时感到不舒服。他也很难衡量需要提供多少细节，因此他的指示经常含糊不清。此外，他认为对事情进行解释似乎需要耗费太多时间。与其面对所有这些挑战，不如选择自己来完成工作。

尽管乔舒亚的团队喜欢他，但是他团队里的人对他的无效沟通感到沮丧。他对任务的轻描淡写的解释经常导致误解，工作结果也不符合他的期望。

独狼式管理风格

尽管乔舒亚看起来像是团队的一分子，但他实际上是一匹独狼，在自己的独立办公室里独自完成大部分工作。这种管理风格是危险的，因为它会导致倦怠和职业发展的停滞。乔舒亚并非有意孤立自己，但是他过于亲力亲为的选择导致了这样的结果。作为一匹独狼，在需要迅速转变为团队领导角色的时候，他将会遇到严重困难。

那么，为什么像乔舒亚这样的人会在不经意间成为独狼式的领导者呢？以下是一些常见的原因：

- 焦虑——许多人对委派任务感到焦虑，因为他们不想让自己看起来像是在下达命令或进行严厉的领导。

- 时间紧张——对委派进行恰当的规划需要花费时间，大多数人更倾向于利用这段时间自己完成工作。然而，随着领导者的进步，随着任务变得更加复杂，亲自动手的方法将是不可持续的。
- 完美主义——许多委派困难的人是完美主义者。他们认为别人无法达到要求的工作质量，那又何必花精力委派任务呢？
- 不确定性——他们的标准是不确定的。提供多少细节算多？提供多少细节算少？他们缺乏清晰度，这使他们规避委派任务。
- 沟通不畅——许多经理认为自己已经恰当地将任务委派给了员工，只是最终所交付的结果令人感到失望。这种失望通常是由于双方之间的沟通不畅引起的。当指令缺乏适当的框架、背景和细节时，就会发生这种情况。

抽象思维水平高的好处

正如前面提到的，抽象思维支撑着战略规划，抽象思维可以利用大脑的潜意识能力来预测达到目标所需的行动。抽象思维的前瞻性特征非常微妙，它对所有高管来说都是一项重要的能力。这种思维能力不以物理环境为基础。它需要高度的心智敏捷性，以实现在头脑中操控战略、概念和任务，这是在现实世界中执行策略的前提条件。如果领导者能够抑制立刻开干的冲动，他们就有机会投入到心智模型的创建过程中去。在沟通和委派的过程中，前期创建的心智模型能够让其他人更容易理解。战略规划能够确保后续的活动是主动且高效的，而不是被动的回应。这就是为什么战略规划对于战略成功如此重要。

核心要点

- 抽象思维是战略规划的基础。这种思维习惯有助于操控信息和发展心智模型。它还有助于提供适当的清晰度，无论要进行任务排序还是进行任务的有效委派，适当的清晰度都是必备条件。

- 抽象思维支撑着 4S 战略方法论的第三阶段。在“施工方”角色下，你需要规划如何执行战略，同时评估并化解风险。
- 抽象思维能力较低的领导者通常在开始项目之前不愿花时间制定全面的战略规划。在事前没有充分思考的情况下就开始行动会导致一系列不良后果，包括：沟通不畅、对工作分配感到困惑、任务和时间表的频繁变更、不必要的延迟、预算超支、士气低落和不尽如人意的交付成果。
- 抽象思维能力水平较低的领导者通常采取独狼式的管理风格，这会导致倦怠。有些人因为更喜欢亲自处理所有事务而难以委派任务，他们会发现自己承担的压力已经大到不成比例的境地。这种过度亲力亲为的方式会限制对团队价值的调动和发挥，而这恰恰是晋升到更高级别的角色所必需的能力。
- 当你的抽象思维能力发展水平较高时，你会采取主动式的战略规划，而不是被动应对。由于你的大脑可以轻松地操控信息并创建心智模型，因此将项目分解为模块并对任务进行排序对你来说易如反掌。你制定的战略规划能够提供恰当的清晰度，帮助你跟踪项目、预测和降低风险、委派任务，并让你的团队充分了解情况。

第十三章

操作思维

“从某个角度来看，操作思维关注的是确保组织的车轮持续转动，而战略思维关注的则是确保车轮的方向正确。”

——尼尔·汤普森（Neil Thompson）博士

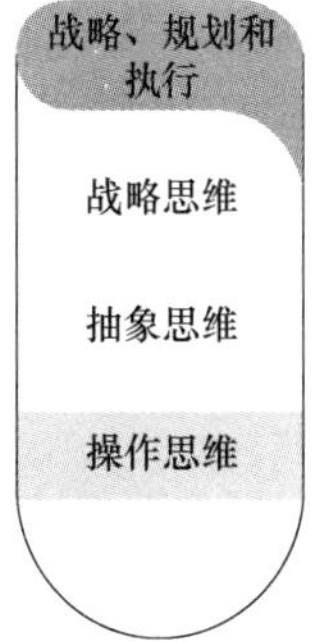

从流体思维的角度来看，任何领域的思维能力发展不充分往往都会导致无意识行为的问题，而这又可能会进一步阻碍你的职业发展，甚至可能普遍性地影响你能否在生活中获得成功。虽然所有无意识思维习惯在发展水平不足的情况下都会造成困难，但是有些习惯在发展过度时也同样会带来问题。正如你在之前的章节中学到的，无意识思维习惯的过度发展会关联到一系列截然不同但又同样难以应付的问题。与创新思维类似（见第八章），操作思维习惯可能发展过度，也可能发展不足。这两种不平衡都会带来问题。谈到操作思维，我们同样寻求的是熊宝宝的“刚刚好”的状态。

当我们的操作思维处于理想的平衡状态时，我们可以以现实而又实用主义的方式处理流程、任务、问题或困难，同时还可以通过管理他人来提供解决方案。如果一个人的操作思维发展水平合适，他就能够清晰而准确地委派任务。例如，在分配任务时，他们会给出明确的截止日期，比如“需在周五下午 3 点前完成这项任务”，而不是说“我需要你们尽快完成这个任务”。

我们在测试中发现几乎有九成的人存在操作思维过度发展的情况，所以我将重点讨论这类情况。我们的假设是，操作思维过度发展主要是因为这些人通常由于亲力亲为、通过自己的个人努力完成任务而得到认可，而不是因为能够退后一步管理他人以获得期望的结果而得到认可。也就是说，他们在职业生涯早期被提拔是因为他们总是能够完成任务，因此被视为可靠的人选。不幸的是，中层管理者在晋升过程中的优势，在更高级别的角色中反而会变成劣势。

你稍后会在本章中了解到，操作思维与战略执行有关，后者是 4S 战略方法论的最后阶段。在商业中，战略执行至关重要。然而，更重要的是知道你应该以什么角色去执行战略。

操作思维在 4S 战略方法论中的作用

操作思维这项无意识思维习惯支撑着 4S 战略方法论的最后阶段。正如你在第十章中所了解到的，第四阶段对应着实施过程，该过程涉及把在战略规划过程中拆解出来的每个模块建设完整并在建设过程中降低各种风险。为了以更接地气的方式说明这个过程，我们将再次回到建造家园的比喻。

4S 战略方法论：第四阶段——战略执行（分包商角色）

在之前的章节中，你已经扮演过业主/开发商、建筑师和施工方的角色。现在，是时候进入分包商角色了，来与我们一起探讨 4S 战略方法论的第四阶段：战略执行（见图 24）。很快你将看到，分包商角色的性质比施工方角色更为聚焦也更自成体系。

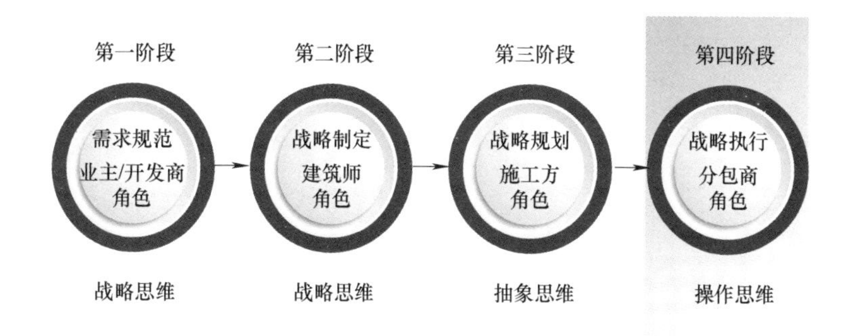

图 24　4S 战略方法论：第四阶段——战略执行（分包商角色）

分包商更专注于执行被委派给他们的特定模块和任务。相比之下，施工方具有更宽泛的视角，包括制定战略规划以整合各个模块，以及确定如何分配各个模块和任务。

现在把自己想象成电气分包商。你负责针对所需要的电气系统的安装进行规划和执行，这正是施工方委派给你的模块。

由于你之前做过许多电气安装工作，你可以利用过去的经验来优化执行这次被分配的任务。不过，你需要与其他分包商合作，以确保一体化地执行施工方的整体规划。例如，你需要了解管道工和泥瓦工的情况，这样你就可以在适当的时间安装各个电气组件，既同时满足管道和泥瓦的需求，又确保仍然可以在施工方的截止日期前完成任务。

各个分包商的目标是战略性地思考如何协作执行各自的模块，同时评估并降低各种潜在的风险。如果能在施工方的规划和指导下达到所有上述目标，就实现了最优的战略执行。

商业中的战略执行

现在你已经从具体的、实用的角度理解了战略执行，让我们来看看在商业环境中扮演分包商角色究竟意味着什么，毕竟在商业环境中四类角色之间的界限并不那么清晰。

当你建造一座房屋时，施工方将模块和任务分配给分包商，分包商负责执行这些任务。类似地，企业领导者将模块和任务委派给其他执行者。如果你是一名企业的领导者，你需要将你的团队视为分包商。他们的工作是逐步构建组织整体战略中的各个模块。这就是为什么领导者需要明确地委派任务，并给予团队执行任务的自主权，同时积极地监督他们的进展。

高管应该制定战略（建筑师）并进行上层规划（施工方）；然而，当他们的操作思维过度发展时，他们会过度关注执行过程（分包商）。他们没能扮演好建筑师或施工方的角色，反而扮演了分包商的角色，试图完成团队成员的工作。这种习惯会不可避免地成为他们的成就和职业发展路径上的无意识障碍。

事实是，战略执行经常受到阻碍，而且阻碍来自那些怀有良好初衷并且辛勤工作的领导者们，原因就在于他们过度发展的操作思维。这样的领导者采取独狼式的工作方式。因为他们更喜欢独自工作，而其他人也倾向于让他们独处。遗憾的是，独立工作会带来巨大的成本，并且会导致缺乏合作。

操作思维的无意识思维习惯模型

由于操作思维经常发展过度，许多高管都采纳“自己动手，丰衣足食”的原则来执行战略规划，而没能充分发挥团队成员的能力。

下面这个例子展示了操作思维过度发展在工作场所中的表现：

提示：你的经理要求你执行组织战略规划中的一个模块。

例行程序：你无意识地运行了过度发展的操作思维例行程序。

输出：你直接进入操作模式，亲自承担繁重的工作量，只分配一些琐碎的任务给团队成员去执行。

操作思维背后的科学

值得注意的是，操作思维与形象逻辑（concrete logic）这一认知技能密切相关，形象逻辑的基础是我们的感官——也就是我们的所见、所闻、所触等。这是一种“工作在当下”的认知技能。所以说，操作思维聚焦于物理对象、直接经验以及对信息的精确且直接的解释，以便获得最佳结果。

你在第一章中从皮亚杰的认知发展理论中已经了解到，具体运算阶段在 7～11 岁之间逐步发展。从我的角度来看，这一阶段是由操作思维支撑的。需要记住，儿童的认知发展不仅仅包括晶体知识的获取。在我的框架下，正是在这个阶段，孩子们开始发展操作思维这项无意识思维习惯，并以此来持续增强他们的流体思维。

我们当前的许多无意识思维习惯其实在非常年幼的时期就已经形成了，这其实挺令人难以置信的。大多数成年人的操作思维都发展过度了。由此导致他们过于“亲力亲为”。过度依赖操作思维可能会抑制战略思维的优化（请参阅第十一章）和抽象思维的发展（请参阅第十二章）。这会对战略的制定、战略的规划以及任务的委派产生负面影响。

领导者的操作思维过度发展的一个明显特征是，你会经常听到他们说“有给别人解释的功夫，我自己都搞定了”。如果你能遇到莉迪亚（Lydia），你就会明白这种不平衡如何对她的领导能力造成干扰。

莉迪亚：到处乱撞的积极分子

莉迪亚是一位年轻的积极分子，是一家国家级制造公司的生产主管的左膀右臂，并因此赢得了良好声誉。她被称为“问题解决者”（The Fixer），因为每当出现问题时，她就是首先被想到的人。她拥有广泛的专业知识，可以飞速解决问题。

她的老板雅辛塔（Jacinta）认为她实事求是、脚踏实地且可信可靠，并非常欣赏莉迪亚总是主动提供帮助的作风。雅辛塔乐于将许多任务委派给莉迪亚。雅辛塔的座右铭是：“如果你想要做成某事，那就把它交给一个忙碌的人。”莉迪亚总是非常忙碌，但她能应对一切，并始终乐于接受挑战。

莉迪亚享受她的工作，因为这使她有机会深入进去并完成任务。她发现撸起袖子亲力亲为能带给自己满足感。莉迪亚知道自己可以依靠自身丰富的经验，解决出现的任何生产问题。得益于她丰富的知识和积极的态度，她经常被派遣到全国各地去解决问题。莉迪亚特别喜欢并珍视自己角色中的这一面。

尽管莉迪亚总是乐于学习新事物，但她并不是那种会在接触陌生任务前先阅读相关说明的人。相反，她更喜欢直接入局并采取试错的方法。她的工作迅速而勤奋，边做边学随机应变。在极少数情况下，当一个新任务让她感到困惑时，她才会放慢节奏一步一步地解决问题，直到解决完为止。尽管这种方法经常会导致后期需要针对之前没有料到的问题进行纠正，但是莉迪亚从不介意长时间工作或重做。她宁愿立即投入工作并在过程中搞清状况，也不愿把宝贵的时间浪费在战略规划上。

莉迪亚承认她对那些喜欢分析问题的人没有太多耐心，尤其等不起那些不能立即实施解决方案的人。她自信地认为自己是最适合这份工作的人，也很少觉得需要把任务委派出去。此外，过去的经验告诉她，每次她将工作委派给别人，别人都要花上她两倍的时间才能完成任务，完成的质量也要打折扣。所以，何必这么麻烦呢？

莉迪亚对自己目前的薪酬福利都感到满意，这份工作需要经常出差，她对此也甘之如饴。但是与此同时，她感到有些沮丧。在最近的绩效评估中，雅辛塔称她为“专业贡献者”。莉迪亚甚至不知道这个头衔是什么意思。尽管这个头衔表面上听起来非常光鲜，但是莉迪亚内心深处认为这个头衔相当模糊，甚至有点虚张声势。她更喜欢比较务实的事情。雅辛塔除了给莉迪亚这个模糊的头衔之外，给莉迪亚的职业发展前景也相当含糊。尽管莉迪亚目前为止对工作感到满意，但她并不希望永远被困在“专业贡献者”的角色中，她想知道是什么阻碍了她的发展，导致自己并未被考虑晋升。

尽管组织重视莉迪亚的专业技能并给予她高薪，但她无法有效地执行战略并委派任务，这为她的职业发展设定了天花板。由于不能在行动前进行规划，她无法良好地委派工作，她的同事们及团队成员的执行也会因此打折扣。

遗憾的是，由于操作思维过度发展且抽象思维水平较低，莉迪亚被局限在一个难以改变的角色定位中。她需要通过科学设计的刻意练习来重塑自己的大脑，以增强她的战略思维和抽象思维，从而平衡她过度发展的操作思维。

不平衡的操作思维的影响

当一个人的操作思维过度发展时，他们会表现出以下行为：

- 过于行动导向，更喜欢立即投身于一个项目，而不是三思而后行
- 更喜欢边做边规划
- 总喜欢亲自承担重要工作，而不是通过管理团队成员来达到目标
- 不愿意委派任务，因为他们没有提前计划如何有效地进行委派，也因此他们经常对执行人完成的工作感到失望
- 为其他人通常要比自己花费更多时间才能达到目标而感到沮丧

当一个人的操作思维发展不足时，他们会表现出以下行为：

- 思考方式过于理论化
- 被他人认为不切实际，因为他们的想法通常不太现实
- 愿意通过管理团队成员来达到目标，但经常过于放手，提供的指导不足
- 由于想法不够实际，所以在委派任务时经常不清晰

操作思维平衡的好处

当你的操作思维达到最佳平衡时，你不再急于行动并亲自承担大部分工作，而是愿意退后一步，通过管理团队成员来达到目标。此

外，在承担更多元和更复杂的项目时，你能够有效地与其他团队领导者合作。你能够清晰地委派任务，给出明确的指示和具体的完成日期。你不再撸起袖子深入项目的细节，而是站在一个能够给你带来更广阔视角的高度来领导团队，并在需要时提供指导。

核心要点

- 操作思维对应于 4S 战略方法论的第四阶段，这套方法论服务于战略、规划和执行。操作思维有助于提升实用主义的解决能力，这里解决的可能是一个过程、任务、问题或困难，同时它也有助于通过管理其他人来提供解决方案。
- 在理想情况下，操作思维需要保持平衡——既不要过度发展也不要发展不足。
- 大多数人的操作思维是过度发展的，导致过于亲力亲为的方式，这种方式缺乏充分的提前规划，原因在于这样的人更偏向于行动导向。
- 操作派更喜欢独自工作并由自己承担大部分工作。他们无法有效地委派任务，这经常限制了他们的个人成长和职业晋升。他们可能没有意识到，在过去这一路的成长中，亲力亲为和行动导向可能是一种财富，但是在更高级别的角色中，这很快就会变成一种负担。
- 操作思维发展不足的人比较少，这种人往往过于理论化。由于缺乏实用导向，这些人需要花很长时间才能搞清过程的下一步骤。

第五部分

支柱四　社会领导力

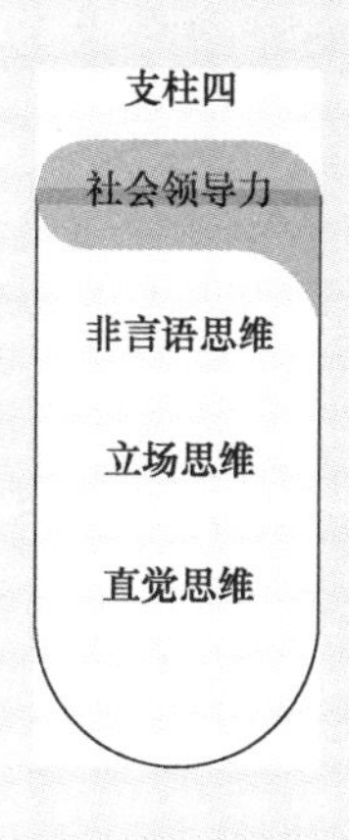

第十四章

社会领导力入门

“如今成功领导的关键在于影响力，而非权威。”

——肯尼斯·布兰查德（Kenneth Blanchard）

社会领导力是一门艺术。我将社会领导力定义为个人利用他们的社交、人际和情绪技能来领导和激励人们去获得期望结果的能力。关于社会领导力的一个绝佳比喻就是交响乐团的指挥，尽管他们不弹奏任何音符，却对音乐的质量负责。

支柱四：社会领导力包括图 25 所示的三种无意识思维习惯。

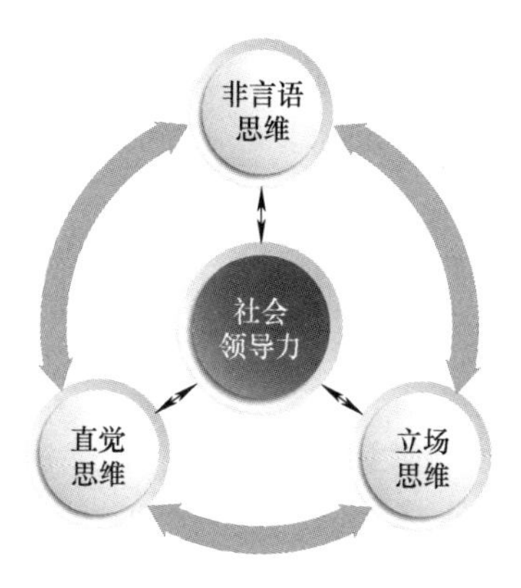

图 25　社会领导力支柱

如果这些习惯处于平衡，你可以实现你所期待的贯通性（connectedness），并重新为自己、团队以及你的领导方式赋能。

- **非言语思维：**使你能够在潜意识中察觉到另一个人“不太对劲”。这种技能主要依赖于对他人身体语言中微妙变化的观

察。非言语思维主要涉及人际间的一对一互动。[㊀]

- **立场思维**：是无意识地感知并理解他人观点的能力（即使你并不同意这些观点）。这种技能在同他人产生共鸣方面起着关键作用。
- **直觉思维**：是无意识地观察你周围的工作环境中所发生的微妙变化的能力，包括“能够读懂一屋子人”这种天赋。它也支撑着你的直觉和江湖智慧。直觉思维主要涉及群体互动（即一对多或多对多的互动）。

在职场中，优秀的社会领导力是不可或缺的，而且这项能力在长远的职业发展中变得越来越关键，这就是为什么它能够在无意识思维习惯框架中占有一“柱”之地。这个支柱中所涉及的习惯更多的是感知性的，而不是逻辑性的。与基于理性思维的技能习惯——如分析思维（第七章）和抽象思维（第十二章）——不同，在我们与他人互动时，社会领导力利用的是我们的感知技能。

社交黏合剂

领导者需要打造一种让每个人都能为了达到目标而团结一致的氛围。领导者需要制造一种社交黏合剂来激励团队成员尽其所能发挥最佳表现。想要成为一名出色的领导者，客观的专业知识固然重要；但是它不足以成为衡量是否卓越的区别因素。相反，职业发展越来越多地取决于个人与团队和同行之间真诚互动的能力，同时还有优化协作和促进绩效增长的能力。

有趣的是，即便人们在控制注意力、解决复杂问题、制定战略和战略规划方面拥有高超的技能，也仍然有可能在社会领导力方面遇到困难。当社会领导技能不够理想时，领导者很难让团队与自己并肩前行。如果没有这种社交黏合剂，他们的团队会变得缺乏动力，不愿意

㊀ 我用了“主要”两字是因为非言语思维通常涉及一对一交流，不过你在团体互动中也需要依赖这种思维习惯，你可以每次只对团队中的某一个成员运用该思维习惯。

充分发挥各自的技能组合来共同地、互补地实施领导者的战略。这种认同和热情的欠缺会影响最终的工作质量，并损害整体项目或整个部门的成功。

社会领导力和情商

情商（emotional intelligence）是支撑人际关系和人际行为的认知能力。丹尼尔・戈尔曼（Daniel Goleman）在 1995 年出版了《情商》一书，他在书中普及了这个术语。在他 1998 年的著作《情商实务》（*Working with Emotional Intelligence*）[㊀] 中，戈尔曼将情商定义为“识别自己和他人感受的能力，自我激励的能力，良好地管理自己的情绪以及在关系中管理情绪的能力”。这个定义强调了为什么情商对于领导者成功至关重要。正如戈尔曼所说：“CEO 因其智力和商业经验而被聘请——但会因缺乏情商而被解雇。”

戈尔曼如是说：“同理心和社交技能属于社交智力，它是情商的人际部分。这就是为什么社交智力和情商看上去很相似。”在我看来，非言语思维、立场思维和直觉思维是戈尔曼所谓的情商和社交技能的关键驱动因素。我把这三项无意识思维习惯共同称作社会领导力。

尽管我之前没有涉足过这个主题，但需要说明的是，我在本书前面部分探讨过的所有无意识思维习惯都会影响情商和社交技能。如果前面那些技能没有得到优化，它们可能会破坏整体的领导风格和绩效。我在前三个支柱中提到的无意识思维习惯究竟如何影响情商呢？请看以下概述。

专注思维：专注思维水平较低的个体在对话中很容易分心，因为他们的思维会不自觉地开始游离。一旦这种情况发生，别人会感觉他们在讨论中缺席。这会让别人觉得专注思维较弱的那个人认为目前的对话不重要，这也会破坏融洽的关系。

㊀ 该书中文出版物名为《情商 3》，但为表达出原著名称的意译，译者将其作如上翻译。——译者注

分析思维：在出现矛盾时，分析思维水平较低的人往往会先在感情或情绪层面产生反应，而不能退一步去分析矛盾发生的原因。他们可能会立刻表现出愤怒和沮丧。显然，从社会领导力的角度来看，这种表现对于解决矛盾毫无帮助。另外，这个人也可能会隔绝外界的声音，然后花费大量时间在内心反复琢磨之前的各种情况，迟迟不采取纠正措施。这两种反应都会对绩效和生产力产生负面影响。

创新思维：当一个人的创新思维水平过高时，他们很难辨别不成文的社会边界和公司边界。这个问题可能会以各种形式对工作关系造成损害。例如，我的一个客户习惯向同事和外部专家寻求帮助，但从不主动回报。可想而知，他人一旦开始意识到这种求助模式，以后就会变得不太愿意帮助这位客户。

概念思维：概念思维水平过高的人可能会给人一种傲慢的印象，因为他们的思维速度非常快。他们很容易被那些思维速度较慢的人惹怒，所以他们很难容忍愚蠢的行为。他们可能也缺乏表达自己的想法所必需的社交技巧。这种比较激进的互动方式会令他的同事和团队陷入负面情绪，从而影响他人的工作质量。考虑到这些行为可能对他人产生各种不良影响，你就很容易理解为什么具有极高概念思维水平的领导者经常会在团队内部制造一种潜藏的怨气循环。这会损害这些人的社会领导力。

战略思维：战略思维水平较低的人往往絮絮叨叨，他们的沟通方式往往缺乏结构，这使得他的同事和同行不清楚这个人对自己的要求到底是什么。战略思维能力不足可能会损害职业关系，因为长期缺乏清晰度会让他人感到越来越沮丧。

抽象思维：当一个人的抽象思维能力不足时，他们很难有效地规划和委派任务。领导者的思维缺乏清晰度和精确性会对他们有效沟通以及委派任务的能力产生阻碍。因此，他们的团队成员会反复要求进一步明确任务，由此导致工作频繁被打断。久而久之，人们会避免与这类领导者合作。

操作思维：当操作思维过度发展时，一个人往往会“边走边看”，采取“先开枪，后瞄准”的方式。这种过度注重行动的领导风格总是导致大量重复工作，并使团队成员感到沮丧——沮丧的原因往往在于目标在不断变化。

因此，人们也不会喜欢与这样的领导者合作。

正如你所看到的，所有十种无意识思维习惯必须保持精妙的平衡，才能让情商和社交领导能力发挥最佳水准——从而缔造和谐与业绩。

核心要点

- 社会领导力是一门艺术，它非常依赖于感知能力的提升，而这又与无意识思维习惯中的非言语思维、立场思维和直觉思维相关。
- 当你的非言语思维得到优化，你可以迅速而轻松地察觉到非言语线索的微妙变化——比如肢体语言和面部表情的变化，这能够帮助你确定在与人沟通时是否出现了问题。
- 打个比方，立场思维的作用就仿佛是穿上别人的鞋走一段路，这样你就可以设身处地地理解他人的立场并表现出共情——即便你并不同意对方关于某个话题所表达的观点。
- 你要依靠直觉思维来下意识地对环境进行扫描，把握群体的动态，并在会议或演讲时读懂现场。这种思维是我们的直觉和江湖智慧的基础。
- 非言语思维、立场思维和直觉思维在提升情商和社会领导力方面起着重要作用。不过，其他七种无意识思维习惯也会影响情商和社会领导力。

第十五章

非言语思维

“沟通中最重要的是聆听那些没有被说出口的东西。”

——彼得·德鲁克（Peter Drucker）

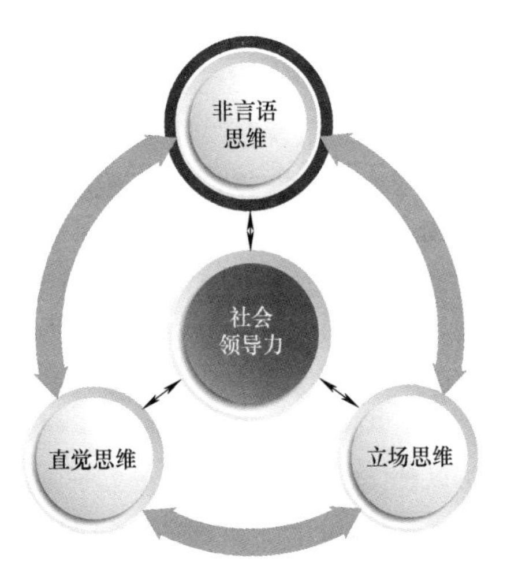

我将非言语思维定义为一种潜意识感知认知能力，它使我们能够通过注意他人肢体语言中的微妙变化来读懂并校准人际反馈。它能够帮助我们觉察到身体语言、面部表情、语音语调等方面的细小而微妙的变化——想要与他人建立融洽的关系，这些线索都是不容忽视的。虽然非言语思维主要在一对一的互动中发挥作用，但是我们在群体互动中也会用到它；只不过，群体互动需要我们不断将注意力从一个人身上转移到下一个人身上。

非言语思维能力不足的人通常难以察觉到同事们微妙的非语言暗示。这可能会导致职业关系不和谐。不过，我们发现成功的高管很少会在非言语思维能力方面表现低下，主要是因为社交领导能力存在明显缺陷的人很难晋升到高层级的领导职位。

人们通常会觉得非言语思维能力不足的领导者会刻意地在会议上强行推行自己的想法。然而，更可能的情况是，这种做法其实是无意识的，因为这些领导者单纯地无法觉察非语言暗示；也就是说强行推行自己的想法并不是他们的本意。不幸的是，无论有心还是无意，这种做法都无法让他人心甘情愿地服从。

采用传统的晶体知识取向进行培训和辅导可能对于暂时弥合沟通上的隔阂会产生些许帮助。然而，在压力之下这些高管难免会被"打回原形"，因为非言语思维能力不足是一种潜意识层面的阻碍因素。领导者在采用传统的晶体知识方法进行辅导后，尽管可能会经历短暂的调整期，但是从长期来看他们的社交领导能力仍然是匮乏的，这会损害人际关系，最终会限制他们的职业发展。为了全面解决这一问题，领导者需要借助刻意练习的方法来重新训练这种无意识思维习惯，从而增强自己的非言语思维。

在支柱二：复杂问题解决中，我提到了罗伯特·卡茨那篇具有开创性意义的文章"高效管理者的技能"。他强调领导者需要技术技能（即专业知识）、概念技能[㊀] 和人际技能才能变得更高效。卡茨非常了解在打造全面型领导者的努力中人际技能会起到怎样的助力作用，这样的领导者能够在员工之中建立信心。

卡茨关于人际技能在领导中发挥的作用的看法与我提出的社会领导力这一概念非常相似。从我的角度来看，非言语思维是卡茨所说的"人际技能"的关键组成部分，因为无论一个人是作为团队成员还是作为团队领袖开展工作，这种习惯都会为他提供支持。在领导团队的过程中，我们会使用非言语思维来建立合作关系并赋予团队前进的动力。因此，卡茨的工作提供了一个坚实的框架，我们可以利用这套框架来解析非言语思维这种无意识思维习惯。

㊀ 概念技能与我所提出的概念思维这一概念紧密关联，在第九章中对它进行过探讨。

> “非言语交流是一种复杂的秘密代码，没有地方去书写它，没有人知道它，但是所有人都能理解它。”
>
> ——爱德华·萨皮尔（Edward Sapir）

美国人类学家和语言学家爱德华·萨皮尔敏锐地表达过：“非言语交流是一种复杂的秘密代码，没有地方去书写它，没有人知道它，但是所有人都能理解它。”他通过“复杂的秘密代码”这样精致的描述对非言语思维做了精准的概括。

让我们来看看为什么我会认为萨皮尔的评论是对非言语思维的准确洞察。首先，它的确是一种“秘密代码”。因此，虽然有些人可能知晓它的存在，但是代码本身仍然是一个谜。大多数人是在无意识地运用着这种代码，因为他们并不能有意识地觉察到它。

其次，因为“没有地方去书写它，没有人知道它”，所以对代码进行传播和记录不具备可操作性。因此，我们无法将其归类为晶体知识。相反，它属于流体思维的范畴。

第三，“所有人都能理解它”。我会说大多数人能理解这个秘密代码，但并非所有人。对那些非言语思维能力不足的人来说，通常这个秘密代码仍然完全是个谜题，因为在成长过程中他们的大脑没能对他们的非言语思维习惯进行有效的编码。

非言语思维的无意识思维习惯模型

还记得习惯模型吗？现在它应该已经刻在你的脑子里了吧。然而我们必须为图画构建框架，而背景至关重要。那些在非言语思维方面遇到困难的人很少能识别出提示线索。

如果你的非言语思维能力不发达，你的表现大概会是如下状况：

提示：与同事交谈时，一位同事的面部表情或身体语言出现了微妙的变化。

例行程序：你无意识地运行了你那并不发达的非言语思维例行程序。

输出：不幸的是，你对同事的非言语线索的变化视而不见；因此，你继续侃侃而谈，而忽视了需要与对方进行确认的必要性。

那些非言语思维能力不足的个体很难通过身体语言、语音语调、面部表情等观察出线索的微妙变化。因此，在与他人进行非言语互动时，他们很难与别人进入“非言语的默契之舞”。

非言语思维背后的科学

戈尔曼（Goleman）和博亚齐斯（Boyatzis）在《哈佛商业评论》发表过一篇名为“社会智力与领导力的生物学”（Social Intelligence and the Biology of Leadership）的文章，这是一份宝贵的资料，能够帮助我们揭开社会领导力和非言语思维的科学一面。这篇文章涵盖了行为神经科学领域中陆续开展的研究，这些研究探索的是我们的大脑在与他人互动时的反应。在这篇文章中，作者针对“究竟是什么成就了一名优秀的领导者”这一问题发表了有趣的见解。接下来我将讲解他们的见解如何为我的大脑辅导方法提供了支持，通过这些辅导我们能够帮助有需要的客户要在高压环境下掌握社会领导力。

戈尔曼和博亚齐斯提到了他们的同事费尔南德斯–阿劳斯（Fernandez-Araoz）所做的工作，他发现许多新任命的执行官因缺乏基本社交技能而遭解雇。这一观察揭示了为什么那些拥有出色的技术技能和智力技能的高管可能会因为缺乏足够的社会领导力而遭遇职业的限制。

戈尔曼和博亚齐斯还查阅了行为神经科学领域的一项研究，正是这项研究发现了镜像神经元（mirror neurons）。镜像神经元广泛分布在大脑中，它负责监视并模仿另一个人的大脑正在做什么，并立即激活我们自己大脑中的相同区域。这些脑细胞在很大程度上负责让我们能够无意识地模仿并再现另一个人的情绪、身体语言、动作和意图。当我们参与社交互动时，随着我们有意无意地对他人做出反应和回应，我们的大脑也会不断变化。因此，我们自己的情绪、身体语言、动作和意图也在不断变化。

我们大多数人都经历过与另一个人完全“同频”的感觉。如果你曾经有过这种经历，你可能会说：“我们心有灵犀。”这种共鸣现象一直不为人所理解，直到最新的神经科学研究对这种现象做出了解释——我们之所以能够共情并与他人产生共鸣，是因为我们的大脑“融合为一个系统”了。打个比方，镜像神经元就像一种神经的 Wi-Fi 网络，在人与人之间构建大脑互联，无意识地帮助我们建立连接并引导我们的社交互动。当我们接入这种神经 Wi-Fi 网络时，基本上我们每个人都可以立即感受到共同的体验。

让我解释一下这在现实生活中能够发挥什么作用。你是否注意过，当有人对你微笑时，你通常会回以微笑？这种反射性的行为就是镜像神经元和神经 Wi-Fi 网络所发挥的作用。类似的，人们发现打哈欠是会传染的。再举一个例子。当有人与你分享一段情绪非常丰富的经历时，你是否会感受到他们的情绪？如果是的话，那就是镜像神经元和神经 Wi-Fi 网络正在发挥作用[⊖]。

重要的不仅仅是你所说的内容，还有你说话的方式。

在组织中，神经 Wi-Fi 网络尤为重要，因为人们会自动地、无意识地映射他们的领导者的情绪和行为。戈尔曼和博亚齐斯引用了玛丽·达斯伯勒（Marie Dasborough）的一项研究，她发现当人们接收到伴随着负面情绪信号（例如皱眉）的正面反馈时，反而会比接收到伴随着正面情绪信号（例如微笑）的负面反馈感觉更糟糕。因此，实际上，交流方式对被测试对象的影响大于实际信息本身的影响。对于领导者来说，关键要点是：重要的不仅仅是你所说的内容，还有你说话的方式。

戈尔曼和博亚齐斯通过重新检视有关镜像神经元的相关研究，强

⊖ 如果你始终保持冷静和理性的状态，那么很有可能是你的一个或多个社会领导力相关的思维习惯尚未得到充分发展。

调了一个事实——提升非言语思维能力是至关重要的。你需要能够稳定地接入到神经 Wi-Fi 网络，才能捕捉到他人的非言语线索，包括他们的肢体语言、面部表情、语音语调以及很多类似的线索。想要解读萨皮尔所说的“秘密代码”，必须能够无意识地感知这些线索。非言语思维能力较低的个体往往难以察觉非言语线索，这方面能力的欠缺会削弱他们的社会领导力技能。

如果一位领导者接入网络并与他人建立融洽关系的能力受损，那么他们很难在社交场合中游刃有余。如果一个人难以接收到神经 Wi-Fi 信号，那么必然会出现一些“技术故障”。

破坏连接的代价

领导风格既可能是某种福音，也可能是某种诅咒。假如你的领导风格是一种诅咒，那么通过发展相关的无意识思维习惯，特别是非言语思维，说不定能够显著增强社会领导技能。

彼得森（Peterson）、亚伯森（Abramson）和斯图特曼（Stutman）在《哈佛商业评论》上发表了一篇题为“如何发展你的领导风格”（How to Develop Your Leadership Style）的文章，他们在文章中写道：“对于才华横溢的专业人士来说，几乎没有什么会比因不具备恰当的领导风格而在事业上遭遇天花板更令人感到沮丧的了。”三位作者将领导风格和个性视为两个独立的概念。他们认为领导风格是可变的，对领导风格的定义是你做什么、如何做以及做的频率。而另一方面，他们将个性视为一个人更为固定、更不可改变的侧面。

基于他们所开展的研究以及扎根该领域所进行的数十年钻研（其中包含超过 12 000 名高管的参与），彼得森等人找到了高管在工作场所展示身份最常用的标志。这些标志共同定义了高管的领导风格。他们通过广泛查阅资料，确定了平衡的领导风格应具备哪些特征，同时还区分了两类领导的标志。

力量型标志（Powerful Markers）：与地位和权力形影相随。这类标志与自信、能力、魅力和影响力相关联；不过，它们也与傲慢、粗暴和威胁有关。

吸引型标志（Attractive Markers）：与温暖和吸引力密不可分。这类标志与随和性、平易近人、受欢迎程度相关；不过，它们也与胆怯、缺乏自信和顺从有关。

作者们指出，力量型标志和吸引型标志并没有本质上的好坏之分。他们观察到体现出力量型标志的高管经常认为体现出吸引型标志的人是软弱的。相反，那些体现出吸引型标志的人经常认为体现出力量型标志的同事是粗鲁的。

他们进一步说明，根据人们在力量型标志和吸引型标志之间的平衡程度不同，可以将领导风格分为以下五类[㊀]：

- 力量型
- 偏力量型
- 混合型
- 偏吸引型
- 吸引型

彼得森等人指出，混合型风格是比较罕见的，它需要平衡地运用力量型标志和吸引型标志。根据作者的说法，具有混合型领导风格的人带给别人的感觉是有“风度”。

作者还研究了拥有力量型标志和吸引型标志的人之间存在的非言语风格差异。为了方便对照，请参阅表 5，该表概述了与两种类型标志相关联的非言语风格和行为。

表 5 基于非言语风格的领导标志比较指南

力量型标志	吸引型标志
身体后仰	身体前倾
保持距离	身体亲近
说话时眼神交流	倾听时眼神交流

㊀ 在作者的框架中，“偏”这个词意味着“倾向于”。例如，“偏力量型”描绘的是同时具有力量型标志和吸引型标志的领导者，只不过这位领导者更倾向于“力量型”风格。

（续）

力量型标志	吸引型标志
聆听时避开视线	说话时避开视线
喜欢凝视	喜欢打破眼神接触
表情严肃	表情愉快
控制动作	动作随意
一边走远一边说话	说话时身体不动

从彼得森等人的研究中，很容易发现较低的非言语思维能力会带来多么高昂的代价。如果不能在力量型标志和吸引型标志之间找到平衡，将会导致关系的疏离。作者建议高管采取混合型风格，但也建议根据具体情境对风格进行适当调整。

我们在许多国家的许多公司开展过大脑辅导，经验告诉我们上述结论是正确的。以力量型标志为主导的高管往往给人一种令人生畏的印象，社交技能相对较差，合作性较弱。此外，他们通常影响了他人而不自知。在这种情况下，我们会根据需要来提升高管与社会领导力相关的无意识思维习惯。这会提升他们读懂社交信号的能力，把他们更好地武装起来，在必要时能够软化领导风格，并帮助他们在与人打交道时更具适应性。

相比之下，以吸引型标志为主导的高管给人一种非常讨人喜欢的印象，但他们往往缺乏威严感、权力感和关注度，无法激发他人对其领导力的信心。当他们的非言语思维和非言语沟通以及相关的体态表现等得到改善后，这样的高管会非常惊讶地发现这些变化有助于提升他们在同事和团队成员眼中的地位。

安东尼奥：聪明有余，而社交能力不足

安东尼奥（Antonio）是一家知名的全球保险机构的财务副总裁。他聪明伶俐，擅长分析数据，能够提出深刻见解，而且能够为复杂问题找到创新的解决方案。他还非常擅长通过制定策略来增加潜在

的机会并减轻财务风险。这些特质使安东尼奥成为一名很有价值的高管，他希望能在组织内不断晋升。

尽管安东尼奥有许多积极的特质，但是他的经理经常与他谈及一点重要的不足：安东尼奥的人际技能需要大幅提升。团队成员和同事表示，他经常错过非言语暗示，而且经常会在会议中强推自己的想法。安东尼奥过于强势的领导风格会在无意中令其他人感觉受到威胁、没有被认可或没有被倾听。身体语言和非言语暗示似乎完全超出了安东尼奥的理解范围，这令他的同事难以理解。

在最近的绩效评估中，安东尼奥的经理指出他在最近一次的会议中表现得太过仓促。安东尼奥没有鼓励与会者发表意见，而是自顾自地推进，结果导致同事们感到被排斥在外。他的经理问安东尼奥是否注意到了与会者在整个会议中传递给他的明显的非言语信号。不幸的是，安东尼奥没有注意到同事们在会议中因仓促而感受到的不适。

安东尼奥从经理那里得到反馈后非常惊讶，他惊呼："真的吗？我完全不知道！"他还以为会议进行得相当顺利。安东尼奥感到沮丧，并承认对他来说身体语言总像是一门外语。尽管已经努力了，但是他似乎仍然无法领悟，也学不会。萨皮尔曾经把非言语沟通比作一种"秘密代码"，想必安东尼奥会对这个比喻产生共鸣。

为了帮助安东尼奥掌握非言语线索，他的经理聘请了一位私人导师。安东尼奥很快便对非言语沟通这一概念有了扎实的理解，但是他仍然难以在日常工作中应用这些概念。尽管他努力把辅导的内容学以致用，但是这只带来了细微的变化。安东尼奥在工作中仍然会强行推进，经常对非言语暗示毫无觉察。因此，他的经理不得不接受，尽管安东尼奥的技术能力是他的巨大优势，但是只要他不能提升社交领导技能，就意味着他无法在组织内实现晋升。

这个代价太过高昂，以至于安东尼奥迟早要克服自身的问题以规避这种结果。但是在此之前，前期积累下来的问题和冲突所会不断地打击他，导致同事们对他说出一些尖锐的话语，他们经常告诉他：

“你就是不明白！”对于安东尼奥来说，这些责备总是猝不及防而且令人困惑。尽管他已经竭尽全力，但是他发现很难与团队、同事和职业网络建立融洽的关系。这让他感觉与别人脱节，好像自己总是比别人慢了一两拍，找不到自己的节奏点。他深知这是因为他没能掌握非言语关系这种“舞蹈”——尽管他已经学会了所有舞步，但却无法施展。

不幸的是，再多的有意识学习也无法纠正潜意识的不平衡。除非解决掉与水平较低的非言语思维相关的根本问题，否则无论他多么努力，也只能通过有意识思维来治“标”，而非言语线索这个“本”对他而言将始终是无法破解的谜题。

非言语思维水平较低的影响

回顾安东尼奥的情况有助于帮我们体会非言语思维水平较低是什么感觉。不幸的是，安东尼奥甚至没有意识到萨皮尔的非言语秘密代码的存在，更不用说理解这种密码了。对他来说，“人人都能接入的神经 Wi-Fi 网络”纯属一种玄学概念，他的镜像神经元似乎也不像其他人那样活跃。安东尼奥较差的非言语思维究竟带来了哪些具体的影响呢？我进行了如下总结，看看你是否会对其中的某些症状产生共鸣，或者觉得在某些你认识的人身上似曾相识。

身体语言线索暗示了啥？

由于较差的非言语思维会抑制一些能力——如注意身体语言、面部表情、语音语调等微妙变化的能力，安东尼奥的“雷达”向来都捕捉不到这些线索。他的经理和导师试图就非言语密码为他做一番解释，但无济于事。尽管安东尼奥能够在智力层面理解非言语密码，但是只要他没有过这样的经历，他就无法感同身受。

因此，他会继续在会议上采取强硬的方式，在没有察觉的情况下过度使用自己的力量型标志。由于他的非言语思维水平较低，安东尼奥无法识别并校准他人的非言语线索；因此，当别人与他意见不一致的时候，他压根察觉不到。

与非言语之舞脱节

安东尼奥似乎在跳着与其他人不同节奏的舞蹈。其他人能够清楚地听到神经 Wi-Fi 网络上传来的音乐，而安东尼奥只能听到微弱的声音。由于他的非言语思维水平较低，他接收到的信号微弱且经常掉线。如果你几乎听不到音乐，那么就很难跟着节奏起舞。

如果你有机会去观察两个关系极其融洽的人，你会发现那是非常有趣的。这样的人仿佛在跳那种我口中的“无意识非言语的融洽舞蹈”。在他们没有意识到的情况下，他们会开始模仿彼此的体态姿势、微笑、语言节奏和语音语调。他们的镜像神经元似乎在和谐地激活，他们俩都能接收到强大的神经 Wi-Fi 网络信号。

对于安东尼奥来说，交付结果比与团队互动更为重要。他专注于传达他的信息，对于传达的方式并不特别在意。由于他的非言语思维水平较低，他无法意识到自己与团队的互动方式，也无法读懂非言语反馈，这就是为什么他永远无法在集体舞蹈中与大家同步。遗憾的是，独自站在舞池的角落里对他来说反而更轻松。

为什么我无法预见到冲突的发生？

对于领导者来说，能够预见何时会开始出现冲突是非常重要的，这样才能及早介入，防微杜渐。并不是每个人都有足够的信心或者能够足够自如地在冲突问题方面进行言语表达，特别是在冲突的早期阶段。

通常，人们会下意识地提供非言语线索，以表明他们对某种情况感到不满。这些信号为管理者提供了机会，以便询问发生了什么情况。人们通常会在各种人际互动的过程中——比如会议期间——的某一时间段内表露非言语线索。如果这些线索没有被识别到，或者未得到及时处理，那么一个更大的冲突就可能会爆发。对于那些无法察觉这些信号的人来说，冲突仿佛总是突如其来的。

由于安东尼奥的非言语线索捕捉能力不足，新产生的冲突虽然已经在表面之下酝酿很久了，但是对他来说仍然总是猝不及防，这令他深受其扰。

社会领导力之谜

对于安东尼奥来说，为什么他的一些同行能够轻松地与团队成员互动并建立融洽的关系，同时还能让团队成员交付出超越本职要求的结果，这简直是个谜。相比之下，安东尼奥觉得自己必须不断督促团队才能让团队发挥出最大的潜力。虽然他的经理和教练都试图针对非言语沟通对他面授机宜，但是对他来说社会领导技能仍然是一团谜。

和许多人一样，安东尼奥并没有意识到在概念的理解（即晶体知识）与新知识的应用（即流体思维）之间存在着巨大的差异。因此，私人教练几乎无法帮他改善社会领导能力。

发展非言语思维的好处

如果非言语思维得到优化，大脑就可以毫不费力、迅速且无意识地感知非言语线索。这能够帮助一个人根据他捕捉到的非言语线索来做出有意识的决策——可能要进行干预，也可能要进行沟通。

我们首先需要觉察到非言语线索，然后才能决定如何处理这些信息。如果一个人的非言语思维不足，那么他们的大脑就无法捕捉到非言语信号和线索，因此，也就失去了启动决策的触发条件。所以，这个人会继续一如既往地对眼下的情况一无所知。需要注意的是，非言语思维不足的人并非故意忽视这些信号。问题在于他们的大脑几乎无法感知非言语线索，更不用说意识到有什么需要解决的问题了。

通过优化非言语思维，我们的大脑可以轻松地接入范围更广的神经 Wi-Fi 网络，而且可以更容易地在潜意识层面与另一个人建立联系。

核心要点

- 在非言语交流中，能够发现微妙变化的基础是非言语思维能力，非言语信号包括：肢体语言、面部表情、语音语调等。
- 非言语思维水平较低的人实际上无法察觉微妙的非言语交流线索，因此无法对这些信号做出反应。这令他们的团队成员和同事感到非常沮丧，他们会觉得自己被故意忽视或置之不理。
- 对于那些非言语思维水平较低的人来说，非言语交流就像一种秘密代码。不幸的是，密码的破解方式是不明确的，于是密码对他们来说成了一个谜。
- 大脑的镜像神经元构成了一张神经网络，我们把它比作神经 Wi-Fi 网络，它使人们能够在潜意识层面追踪彼此的情绪、身体动作、肢体语言以及意图方面的微妙变化。这使人们能够轻松地、实时地、自动地达成共鸣，而且对这一过程甚至没有有意识的觉察。
- 当非言语思维达到最佳状态时，领导者可以利用他人的非言语交流线索快速有效地建立融洽关系，并确保他们自己的神经 Wi-Fi 网络能够有效运作。

第十六章

立场思维

“如果从自己的视角出发看问题，每个人都是对的，所以在了解为什么别人拥有这种视角之前，不要对任何人进行评判。”

——吉里达尔·阿尔瓦尔（Giridhar Alwar），

《我对幸福生活的追求》（*My Quest for a Happy Life*）

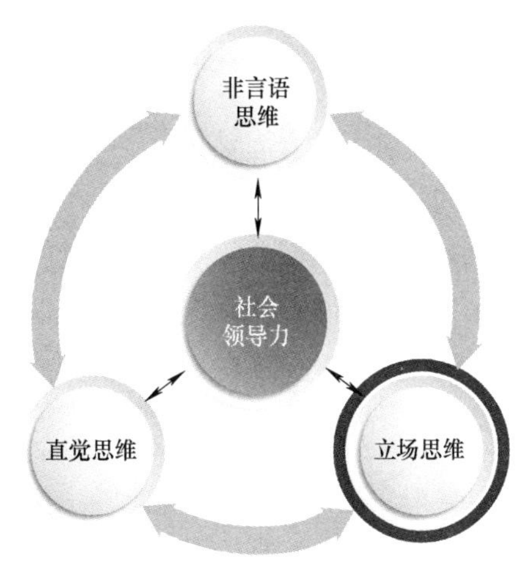

社交黏合剂能够帮助组织团结一致、顺利运转，它的成分之一就是换位思考。在商业领域，领导者愿意倾听不同观点并对不同观点进行思考对于建立关系、与他人合作、创造更好的合作氛围以及培养真诚的连接来说都至关重要——如果社会领导力得以优化，就能够恰当地运用上述所有技能。

立场思维这一无意识思维习惯是我们能够从多角度看待问题的能力基础。这种习惯使你拥有更广阔的视野，并且能帮助你避免因未能考虑他人观点而受到打击。拥有发展良好的立场思维就像在脑袋后面长了一双眼睛一样。在现如今这个持续混乱和快速变化的世界中，我们都需要高水平的立场思维。

立场思维还能够帮助我们通过调动同情和怜悯来对他人产生同理心。如果能够理解他人的所思所感，不仅能使你变得更具同理心，还能使你在领导和谈判中更具优势。

忽视立场思维会带来高昂的代价。反复忽视他人的观点和想法对个人和职业关系都会产生有害影响。如果一个人缺乏恰当地表露同理心的能力，可能会显得冷酷和漠不关心。他人会因此而感到被忽视和被贬低，这会使建立联系和合作变得难上加难。

立场思维的无意识思维习惯模型

如果你拥有发展良好的立场思维，你会愿意接受与自己不同的想法、风格和观点。你能够从不同角度看待问题，并乐于听取不同观点。然而，如果你的立场思维水平不佳，这种习惯可能会发挥如下作用：

提示：团队成员试图提出一个与你不同的观点。

例行程序：你下意识地运行你尚未发展完善的立场思维例行程序。

输出：你没有认可该成员的不同观点，而是重申了自己的立场，并马上结束了相关讨论。

立场思维背后的科学

在这一部分，我将重点介绍三项重要的学术研究，它们重点强调了我的立场思维框架的几个关键维度。

理解他人所思所感的能力

简而言之，立场思维是想象对方可能在思考什么的能力。与之对照，作者将同理心定义为想象对方可能在感受什么的能力。

加林斯基等人（Galinsky et al.）在 2008 年发表了一篇题为“为什么说了解对手的想法是值得的”（Why It Pays to Get Inside the Head of Your Opponent）的文章，他们在文中探讨了换位思考能力在谈判中的重要性。作者将“转换视角”（perspective-taking）定义为透过对方的观点来看待世界的能力。作者解释说，转换视角涉及理解和预测对方的兴趣、想法和潜在行为。简而言之，立场思维是想象对方可能在思考什么的能力。与之对照，作者将同理心定义为想象对方可能在感受什么的能力。

加林斯基等人认为，在谈判时，不仅需要了解对方的想法，而且还要理解促使对方如此思考的动机是什么，这是非常有价值的。拥有这种感知能力可以帮助你量身定制对双方都有利的交易。然而，作者也警告道，如果在谈判过程中过度共情，也就是说你过于努力让对方开心，那么可能会令你付出代价。

只讲权力+没有换位=无效领导力

加林斯基等人在 2014 年发表了题为“加速和转向：权威和换位的结合带来的协同效益”（Acceleration With Steering: The Synergistic Benefits of Combining Power and Perspective-Taking）的文章，文中指出：“有效的领导力就像成功地驾驶汽车。要去往目的地，你需要汽油和加速度——权威是一种心理加速器。不过你还需要一个好的方向盘，这样你在高速公路上行驶才不会撞车——立场思维就是那个心理方向盘。如果你过于执着自己的观点，却不考虑他人的观点，你注定会撞车。”

作者描绘了一幅惟妙惟肖的画面：过度执着于个人观点几乎总是导致同样的后果——需要寻求道路救援。他们强调，像 CEO、政治家和军事指挥官这样的有影响力的领导者，如果不了解自己的团队的观点，更容易在处理有争议的问题和对话时出现误解和处理不当等情况。而能够从多角度看待世界的领导者更容易处理这些情况。

作者总结道，有效的领导者需要同时具备权威和立场思维。只有权威而缺乏立场思维往往导致无效的领导风格，阻碍个人和职业的发展。

不难看出，未充分发展的立场思维会让事业偏离既定轨道。即使拥有最优秀的头脑，如果没有发展良好的社会领导能力，也很难坐上驾驶员的席位。人们希望的是被领导，而不是被占有。

空间智商

艾米·谢尔顿（Amy Shelton）教授于 2012 年在《哈佛商业评论》上发表过一篇文章，标题为“提高你的空间智商可以提升你的社交智商”（Improving Your Spatial IQ Can Lift Your Social IQ）。她观察到空间智商和社交智商在大脑中有着内在联系。根据谢尔顿的说法，“具有强大社交技能的人更善于看清他人的观点——字面上的看清。”她指出：“当你以他人的视角来参与某项任务时，你的社交属性会影响你的参与方式。”

谢尔顿还发现社交技能和看地图的能力之间可能存在联系。在同一篇文章中，她提出，采取他人视角看待物理世界的能力似乎可以预测我们的空间学习风格，这暗示着我们在物理世界中导航的方式与在人际世界中导航的方式可能存在相关性。

我与立场思维水平较低的人进行合作的经验与谢尔顿的观点不谋而合。我也发现，具有较低水平的立场思维的人通常方向感和定位技能也较弱。这可能恰好能解释为什么他们经常容易侵犯他人的个人空间。

共鸣领导与不和谐领导的影响

2012 年，博亚齐斯撰写了一篇很有意思的期刊文章，题为“神经科学与启发式领导和共鸣关系之间的联系”（Neuroscience and the Link between Inspirational Leadership and Resonant Relationships）。这篇文章旁征博引，探讨了为什么许多绝顶聪明的、善于创新和富有智慧的领导者会无意间采取损害其个人效力的行动。博亚齐斯的主要观点聚焦于神经一致性（neurological coherence）这一概念，我们稍后会更深入地探讨这一观点。

博亚齐斯在文章中强调了默认模式网络（Default Mode Network）[㊀] 的重要性，因为它是共鸣领导者（resonant leader）这一概念的基础。博亚齐斯将共鸣领导者定义为能够带着同理心给予辅导的人。共鸣领导者被视为有魅力的人。他们采取愿景驱动的方式，激发并创造关于业务、产品、服务或项目的未来前景的令人兴奋的展望。重要的是，这种类型的领导者会无意识地寻求积极连接，与被辅导者的默认模式网络进行互动。这种具有同理心的方式使被辅导者能够接纳新想法，感受新情绪，跳出固有思维模式，并充分发挥他们的潜藏才能。因此，共鸣领导者会鼓励自己的团队，使他们更具创新性、更愿意适应技术和组织环境的变化。

根据博亚齐斯的说法，共鸣领导者的反面是不和谐的领导者，他们只是为了让下属服从而进行辅导，他们告诉人们应该做什么，而不是激励人们去做事。不和谐的领导者会不加掩饰地抑制被辅导者的默认模式网络。人们会避免与不和谐的领导者互动，而那些为他们工作的人通常只会产出交差所必需的最低限度的工作。想想不和谐领导者的行为通常会带给别人威胁和苛刻的感受，这样的结果也就不难理解了。这些领导者更容易关注需要修正的地方，他们会指出团队的缺点和成员个人的弱点，而不是认可大家的成功之处。这种无意识的管理风格可能会让人失去积极性、丧失士气，并且可能会在领导者和团队成员之间触发令人沮丧的负面行为的恶性循环。此外，不和谐的领导者往往更关注任务而缺乏远见，这会抑制团队对变革和创新的开放态度。

一切最终都归结为领导者头脑中正在发生的事——更具体地说，归结为他们的大脑中的情况。一个共鸣领导者的大脑比不和谐领导者的大脑拥有更多的连接，因为前者的神经回路更加和谐。博亚齐斯引用亚利桑那州立大学的大卫·沃尔德曼（David Waldman）的研究来对此进行解释："左右脑协调性更强（即同时激活）时就会出现'和谐'状态……"他又再次引用沃尔德曼和其他人的研究进

㊀ 这个网络会在我们与他人互动或他人与我们互动时被激活。它也被称为社交网络和共情网络。

一步推断道，和谐是区分领导者是否更全面、更真诚和更有魅力的差异化因素。

博亚齐斯关于神经和谐的概念正好与我所谓的大脑平衡这一概念不谋而合。这是我们鼓励人们发展无意识思维习惯的重要原因，因为它对成功至关重要，而且有助于形成和谐的社会领导风格。博亚齐斯的研究与我们的发现相互印证，而我们的发现建立在对社会领导能力水平较低的领导者进行辅导的广泛经验之上。从博亚齐斯的研究中我们能够清楚地了解到，我们在测试中所发现的行为偏离往往源自神经和谐性不足。

你是 PEA 还是 NEA？

让我们继续深入探索博亚齐斯对社会领导力的见解。在讨论共鸣领导者和不和谐领导者的这篇文章中，他还回顾了一项研究成果，该研究考察了截然不同的辅导风格。一种侧重于积极情绪引导（Positive Emotional Attractor，PEA），另一种侧重于消极情绪引导（Negative Emotional Attractor，NEA）。图 26 描述了与两种辅导风格相关的特征。

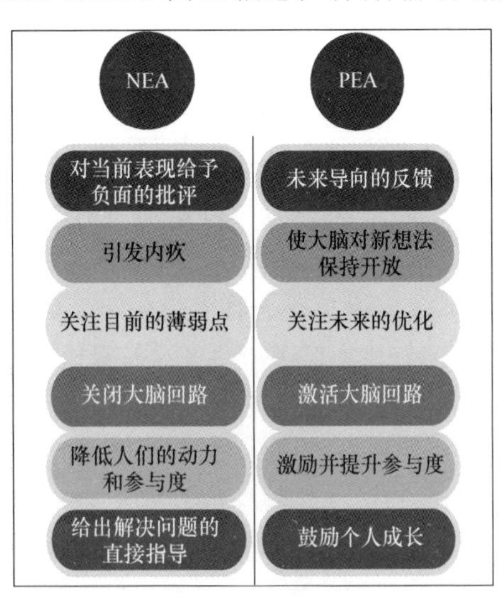

图 26 NEA 和 PEA 辅导风格的特点

参与研究的受访者更喜欢 PEA 风格，这种风格的辅导会给予未来导向的反馈。这种辅导风格会刺激大脑的视觉皮层，该皮层与想象力有关。因此，PEA 辅导能够有效地激活默认模式网络的组成部分。

反之，NEA 辅导提供的反馈更聚焦于一个人在当前任务中的表现如何，并且更侧重于克服薄弱点。博亚齐斯发现，NEA 辅导激活了与自省和内疚有关的大脑区域，可想而知 NEA 辅导不那么受欢迎。

关键的观点在于，PEA 辅导使人们的大脑更容易接受新思想，更有创造力、适应性和动力。相反，NEA 辅导会降低人们对变化和适应的开放性。

有趣的是，许多领导者在指导和培养员工时，会不经意地采用 NEA 方法。他们专注于告诉员工该做什么，而不注重如何激励员工，这经常导致团队成员进入 NEA 思维状态，而后关闭大脑。

PEA 辅导需要运用更多打鸡血的行话并辅以微笑。这是一种大脑的内在能力。仅仅了解这些特点并不足以让领导者们得心应手地玩转这种辅导模式，因为较低的感知思维可能会阻碍应用。

PEA 辅导风格的好处

我有一个客户（就称他为吉姆吧），他有一个习惯，每当他的直接下属提交工作时，他就会迅速进入解决问题模式。（这个习惯是由他过度发展的操作思维所致。）吉姆真心认为这是帮助员工成长和发展的最佳方式，但是他遗漏了一些关键步骤，即认可工作中完成得很好的部分。

我们在大脑辅导会话中解决了吉姆会对他的直接下属感到恼火的问题。他认为自己已经清晰地为下属指明了应该如何重新调整工作，但是他们在重做的过程中进展缓慢且没有突破。这给了我们一个绝佳的机会，能够将博亚齐斯的研究融入我们的辅导中。和我的许多客户一样，吉姆突然意识到自己一直让下属进入 NEA 的思维状态，无意中关闭了他们的大脑以及对观点的开放度，同时在无意间降低了他们的动力。

我们将刻意练习的大脑训练与有针对性的辅导相结合，帮助吉姆增强他的立场思维。从而使他能够应用 PEA 辅导方法。令他惊讶的是，他团队的工作质量显著提高、交付时间显著缩短。这让我想起了我最喜欢的大脑辅导时刻。吉姆开玩笑说："自打我开始参加你的流体思维项目以来，我的团队变得聪明多了，这太神奇了。"

尼娅："要么听我的，要么滚蛋"

尼娅（Nia）是一家大型集团企业的商业部门总经理。她在该机构工作已满十年，正在公司的上升阶梯上稳步向前。尼娅非常了解公司的运营方式，包括其流程、政治、优势和劣势。

尼娅拥有骄傲的 A 型人格，性格火暴，以最高级别的职位为目标——特别是 CEO 的头衔。众所周知，她认为自己的能力能够与现任 CEO 匹敌，甚至能够超越后者。尼娅认为自己的领导风格恰到好处，并且她已经站上了现任 CEO 继任者的候选席位。

每个人都知道尼娅在大多数话题上所持的立场。尽管她平时是友善的、平易近人的，但是董事会成员、高级别角色和她的团队对她过于"鸡血"和过于自信的倾向并不太感冒。此外，尼娅非常保护她的业务部门和她的团队，这导致她会与其他部门的一些人产生不必要的对抗。和所有人一样，她有自己的长处和短处；然而，尼娅只看得到自己的长处，这种倾向使她的职业关系变得更加复杂。

尼娅特别喜欢向董事会做展示。她觉得站起来分享自己的工作、展现自己的资历很令人兴奋，她的演讲总是充满激情和热情。然而，一些董事会成员认为尼娅可能过于热情，甚至热情过头了以至于显得有些激进。这种行为会比较麻烦，因为人们很难理解她。

尽管尼娅充满激情和热情，她的同事和团队成员却对她感到反感，因为她总是只从自己的角度出发看待问题。尼娅更喜欢发表个人演讲，而不是进行双向对话，因为她希望自己充满激情的观点能够被接受，但却不希望受到挑战或产生辩论。可以理解的是，她的同事和团队成员从未感到被倾听或被采纳。她只愿意听取那些支持她观点的人所陈述的内容，而这又进一步放大了她的问题。

尼娅的同事们认为她缺乏同理心，这让她显得冷酷、对他人的感受和观点漠不关心。此外，她会无意中侵犯他人的个人空间，这种习惯让每个人都感到不舒服。

在最近一次的会议上，新员工马特奥（Mateo）向尼娅汇报工作，希望给她留下好印象。因此，他主动分析了业务部门试图解决的一个问题。他深入探讨了这个问题，试图从多个维度来解读它。马特奥带着兴奋和激动而来，希望尼娅能够重视他所提出的见解，并且希望他的分析能对业务部门有所帮助。然而，当他开始他的演示时，立刻感到了房间里的紧张气氛。团队中经验丰富的成员知道尼娅不会接纳马特奥的工作，因为她对新观点极具批判性，尤其是当这些新观点与自己的观点不符时。

马特奥的同事们的判断是对的，因为尼娅几乎在第一时间打断了他。当着所有同事的面轻蔑地与他对话，尼娅说："等你拥有我的经验和专业水平时，你才能提出自己的观点。在此之前，最好还是多听多学。"可想而知，马特奥识相地闭了嘴。吃一堑长一智，他再未想过要与尼娅或她的团队分享任何原创性的想法。他已经收到了信息：杯子是不是满的，只有尼娅说了算。

显然，尼娅有几个需要克服的短板。她的"尼娅色"眼镜影响了她的社会领导能力。尽管她认为自己很适合担任 CEO 职位，但是她较低的同理心以及她难以认可他人观点的特点将影响她的晋升前景，除非她能改善自己的立场思维。谁能获得令人向往的首席级别的高管职位呢？众所周知，工作结果已不再是这个级别的岗位的唯一决定因素。

立场思维水平低的影响

立场思维水平低会导致社会领导能力不足，降低融入团队和激励团队的能力，正如尼娅切身体会到的那样。

在协商方面的困难

与立场思维水平较低的人进行协商几乎是行不通的。这些人像尼娅一样缺乏社会意识。由于他们难以理解他人的观点，也很难恰当地表现同理心，他们往往采取“要么听我的，要么滚蛋”的方式，这种方式没有给协商留下任何余地。

在商业中，这种领导风格会把团队成员和同事们越推越远。这会在整个组织中营造负面感知，也可能会进一步限制个人的职业晋升机会。

不经意的 NEA 辅导风格

立场思维水平低的领导通常会像尼娅那样，在不经意间采取 NEA 辅导方法。这种领导风格会降低团队的动力，最终影响团队的产出质量。许多人都能明白为一个似乎并不关心我们的想法或感受的人工作是多么令人沮丧。不过，并不是立场思维水平低的人不在乎别人，只是他们通常意识不到自己的行为会带来这样的影响，原因在于他们很难从别人的视角来换位思考或感同身受。

个人空间的问题

由于立场思维水平低的人通常缺乏空间觉知而且总是找不着方向，因此他们总是不可避免地闯进别人的私人空间。当我们的私人空间被侵犯，会令我们感到非常不舒服。

对于那些存在此类问题的人来说，一旦无意识思维习惯得到充分发展，就会有非常大的收获。这会带来全新的方法，进而引领职业方向和个人生活的方向，减少那些会阻碍职业机会的无意识行为。

立场思维充分发展的好处

发展水平较高的立场思维让你能够在新的环境中快速定位并搞清方向，同时让你能够理解别人的视角。这会让你在烦琐的协商和复杂的冲突中能够成功寻找到突破点。此外，拥有同理心技能是至关重要的，因为同理心让你能够理解团队成员、同事和社会交往对象，并且与他们分享感受。

立场思维优化后还能带来另外一个好处——管理者将更乐于运用积极情绪引导（PEA）的辅导风格，这对于激励他人来说非常重要。这种风格有助于启动别人的大脑回路来拥抱新的想法，同时也能够鼓励个人的成长。

核心要点

- 立场思维是一种重要的无意识的能力，它可以帮我们感知其他人在思考什么、感受什么。
- 立场思维是同理心的基础。更高水平的立场思维与更高水平的同理心相关。
- 立场思维水平更高的人通常是更有能力的谈判者。他们更有可能获得双赢的结果，因为他们能更加敏锐地意识到与自己谈判的人认为什么是重要的。
- 更高水平的立场思维使人能够运用积极情绪引导（PEA）辅导方法，这比使用消极情绪引导（NEA）方法的结果要好得多。不幸的是，使用 NEA 方法的不和谐领导者通常意识不到自己正在使用这种方式，也没有察觉到持续不断的负面批评对人们产生的破坏性影响。
- 人们会认为使用 PEA 辅导方法的共鸣领导者更具魅力。他们采取愿景驱动的方式来创造更具吸引力的未来图景。共鸣领导者非常擅长无意识地运用神经 Wi-Fi 网络。他们可以发挥这种能力来帮助团队成员变得更具创造力、适应性也更有动力。
- 立场思维能力较低的人通常抱有“要么听我的，要么滚蛋”的态度，因为他们发现很难充分理解他人的观点而且认为这很耗费时间。

第十七章

直觉思维

“直觉是指感觉上知道，但是又不知道怎么知道的，其基础是对信息的无意识加工。”

——西摩·爱普斯坦（Seymour Epstein）

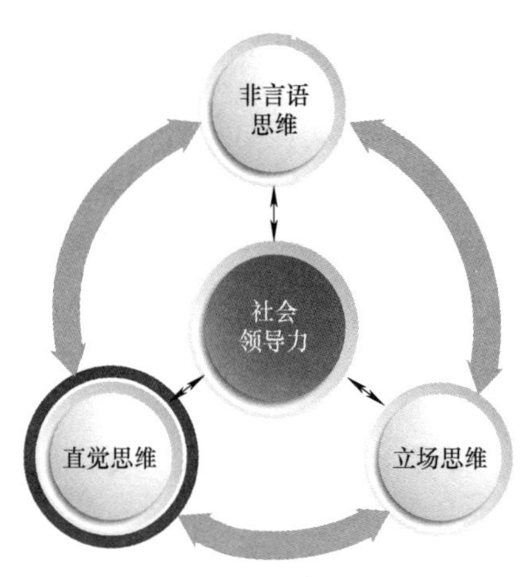

你是否曾对某人或某事产生强烈的感觉，事后证明这种感觉是对的？无论你称之为预感、直觉还是感应，总之这种本能反应源自你的潜意识大脑。当我们产生这种直觉时，即使没有证据支持，我们也可以对某些事物形成见解。直觉思维不需要证据，因为它不涉及理性过程，也不依赖于明确的数据和事实。

直觉思维比其他无意识思维习惯更加难以捉摸，它更为柔和而又不那么精确的特性使其难以被定义。罗宾·霍加斯（Robin Hogarth）对直觉思维的定义与我的观点最为契合：

“直觉或直觉反应的本质在于它们的产生几乎不费吹灰之力，而且通常也意识不到。它们几乎不需要或根本不需要有意识的思考。”

几乎每个人都知道“蜘蛛感应”这个词，《蜘蛛侠》系列电影使这个词广为人知。蜘蛛感应是指这位超级英雄在事情发生前就能感知危险的预知能力。发展良好的直觉思维与蜘蛛感应相似，它赋予我们在环境中通过潜意识来感知信息的能力。我们在某种情况下可能会根据直觉的印象或是感到不安或是感到自信。但无论我们把自己的蜘蛛感应训练得多么敏锐，我们都不应该仅凭直觉来做重要决定。

在某种程度上，直觉思维与非言语思维（见第十五章）很相似；不过仍然需要强调这两种习惯之间的一个关键区别。非言语思维适用于一对一互动，而直觉思维更适用于群体互动，而且它可以使人对更广泛的环境产生觉知。举例来说，当你面对群体时（例如在会议中或进行演讲时），直觉思维使你能够感知大家是否认同你。用通俗的话来说，我们称之为“读懂气场”。具有高水平直觉思维的人还能够看到事情的发展趋势——也就是说，他们可以通过解读环境中的微妙迹象（这些迹象暗示着将有一些事情要发生），来准确预测未来的事件。

直觉思维的无意识思维习惯模型

直觉思维较差的个体对环境的适应度较低，对群体动态的意识更少。有些信号会令直觉思维水平较高的人产生感应，而直觉思维水平较低的人往往会忽略这些信号。

由于直觉思维微妙且非常细腻，我将提供两个示例来说明这种习惯未得到充分发展的情况下可能会发生什么。首先是第一个示例：

提示：别人明显感觉到在你的演讲过程中，房间里的人似乎不感兴趣。

例行程序：你下意识地运行未充分发展的直觉思维例行程序。

输出：一些细微的迹象表明群体的投入程度不高，而你没有意识到这些迹象，所以你并没有意识到自己已经失去了听众的兴趣；所以你继续演讲而没有调整相应的演讲方式。

这种情景对你来说是否似曾相识？如果不是的话，这里还有另一个例子：

提示：你的直觉告诉你正在进行的项目有些不对劲。

例行程序：你下意识地运行未充分发展的直觉思维例行程序。

输出：因为你的直觉给出了微弱信号，你选择忽视它。后来，你怀疑（但忽略了）的问题变成了一个严重的问题。

不幸的是，较低水平的直觉思维会影响个人的效率、交付成果和职业关系，特别是在群体情境下，比如在会议、培训课程和演讲中。

直觉思维背后的科学

节奏是音乐在时间维度上展现出的模式，我们的思维如同音乐一样也有不同的节奏，它会随着我们想要达到的目标而变化。理解和掌握这些节奏使我们能够利用自己的思维来指挥团队成员和同事——我们可以把这些人比作乐团。

丹尼尔·卡尼曼（Daniel Kahneman）关于人类的判断和决策方面的研究为他赢得了诺贝尔经济学奖，我将借鉴他的观点并拓展思维节奏这一概念。在其著作《思考，快与慢》（*Thinking, Fast and Slow*）中，卡尼曼提出人类有两种不同的思维系统：系统 1（快）和系统 2（慢）。

系统 1，快思维，处于意识阈限以下，几乎不需要付出努力，因为信息是在潜意识层面被自动处理的。系统 1 帮助我们预测潜在的威胁，也帮助我们识别机会。快思维更容易受到偏见和误差的影响。从我的角度来看，系统 1 类似于直觉思维这种无意识思维习惯。之所以会产生各种直觉，是因为我们的大脑在无意识地快速处理环境数据——这个速度要远快于我们的有意识的大脑处理信息的速度。

系统 2，慢思维，比系统 1 慢得多，需要刻意的、有意识的努力。系统 2 用于分析思维和批判性思维，这两者都有赖于受控制的、有意识的心理过程。慢思维不太容易受到偏见和误差的影响，因为该系统的决策过程更深思熟虑。从我的角度来看，系统 2 与有赖于理性思考的无意识思维习惯类似，诸如分析思维（见第七章）、概念思维（见第九章）和抽象思维（见第十二章）。

丹尼尔·卡尼曼于 2018 年在纽约举办的世界商业论坛上发表了演讲，他说道："直觉是你认为你知道，但又不明白为什么会知道的。"他也解释了直觉可能是对的，也可能是错的。严格地说，是直觉思维可能是对的，也可能是错的。这就是为什么我们会把直觉思维与有意识的决策过程区别开来，因为前者的依据是潜意识的感觉。

训练有素

在第十五章中，我介绍过戈尔曼和博亚齐斯在《哈佛商业评论》上发表过的一篇名为"社会智力与领导力的生物学"的文章，根据作者的描述，训练有素的领导者可以在各种不同的情境下进行领导，既能利用直觉和良好的第六感，又能收集可靠的数据来辅助决策。

在这篇文章中，戈尔曼和博亚齐斯解释道，是大脑中的纺锤体细胞（spindle cells）驱动着我们的直觉。纺锤体细胞大概是其他脑细胞的四倍大，而且它还有一个超长的分叉将自己与其他脑细胞相连，这使得它传递感受和想法的速度要远快于其他可以传递信息的脑细胞。按照作者的说法，纺锤体细胞能够帮助我们迅速衡量某些人是否可靠，让我们能够看清某些人是否是某类工作的合适人选。

作者还介绍道，超长的纺锤体细胞能够促进人类的情感、信念和判断的超速传递与联结。依我看来，在我们运用直觉思维这种无意识思维习惯时，正是纺锤体细胞使我们产生感受并形成直觉，因为它对信息的加工非常迅速而且是在意识阈之下进行的。

危险区：直觉思维并非绝对可靠

在做出重要决策时，我们必须运用分析思维来对直觉思维进行补充。需要将复杂问题进行拆解，这样才能对潜在的解决方案进行评估，然后才能选择理想的解决方案并加以实施。这个过程急不得，我们不能试图单纯依靠直觉来解决复杂的问题。

这就是为什么培养大脑的平衡性是如此重要。这就好比汽车必须点燃所有气缸才能发挥最佳性能、实现最佳表现，所有十种无意识思维习惯必须同时具备最佳性能，才能获得最佳结果。你不能仅仅依赖你擅长的习惯。如果你能实现大脑平衡，那就像驾驶一辆装备了升级版发动机的汽车一样。你将拥有更多能够加以利用的动力。所以说，大脑平衡是有协同效应的，使我们能够实现 1 + 1 = 3 的效果。

内森：我遗漏了什么吗？

让我们认识一下内森（Nathan）和劳拉（Lara）。他们在同一家国际旅行公司工作，内森是人才发展负责人，劳拉是人才招聘负责人。他们的个性截然不同。内森外向，而劳拉内向，更为谨慎和务实。由于他们俩都在人力资源部门工作，他们经常一起参加会议。劳拉总是关心内森，而且乐意做他的附加眼睛和耳朵。

内森在公司工作的时间不长，只有一年，他仍在努力适应公司的环境。他友善的个性使他能够与大多数同事保持良好关系，而他的职责使他与各部门负责人有机地联系在一起，因为他会帮助部门负责人制订继任人选的相关计划，并在团队的职业发展方面给予协助。尽管内森已经参与到了公司的内部运营中去，但是他仍然对真正的权力核心人物缺乏认识。他不知道除了劳拉之外还能信任谁，也不清楚谁属于哪个圈子。

尽管内森具备他的职务所需要的技术能力，但他缺乏读懂工作环境的能力，因为他几乎没有直觉。他的书本知识丰富而江湖经验不足，这使他在工作中显得不成熟甚至有些天真。如果没有劳拉的帮助，内森将会找不着方向。

内森和劳拉最近接受了我们的评估，而且他们都对收到的流体思维报告感到兴奋。我们发现劳拉的直觉思维得分很高，而内森这方面的得分则偏低。我解释说这意味着内森会对环境中的微妙线索和信息毫无察觉。他玩不转精妙的办公室政治，也难以理解自己的决策如何对别人及其部门产生影响。

内森对我的反馈感到不满。他说我搞错了。他完全不认为自己是这样的人。好在劳拉听到他的回应后忍不住笑了起来，这令我松了一口气。劳拉欢快地解释说，在内森无意间得罪了别人的时候，她经常会帮他摆脱尴尬局面。她继续用建设性且轻松的语气分享了一些其他情况，在这些情况中内森的表现与我所描述的方式如出一辙。在最近的一次会议上，他一直在过分解读一个观点，高级经理们对此感到恼火。所幸，内森成功地察觉到了劳拉传递给他的不那么细微的信号，并转移到了下一个话题上。

我们完全可以理解内森会对我们的反馈感到失望。但是，在对劳拉讲述的例子进行反思之后，他开始明白为什么有些人似乎永远不会特别喜欢他。内森虚心地分享道，他在之前的职位上也曾收到过类似的反馈，认为他缺乏对人和周围环境的觉察。

内森问道，他较低的直觉思维水平是否会影响他发现潜在问题的能力。救生员劳拉温柔地提醒他，她曾多次敦促他与这个人聊聊、和那个人谈谈。她还重点强调了自己曾多次向他提出，部门的某些问题需要引起关注。内森对类似证据的数量之庞大感到惊讶，并感谢劳拉长期以来对他的支持和帮助。然后，他转向我问道："我这个问题还有救，对吧？"我向他保证，我们当然可以解决这个问题。

随着我们的会议接近尾声，内森的脸上浮现出微笑，劳拉和我意识到内森终于想明白了。我们鼓励他把自己的顿悟分享出来，他告诉我们他上个月去度假了。在他离开这段时间，他的执行助理非常努力地帮他把办公室装饰了一番。内森回到工作岗位两周后才注意到他的办公室有了些许不同。但即便如此，他仍然无法准确指出到底有什么不同。好在，他的助理早就对他的迟钝习以为常。我们三人听了内森的故事都笑个不停，这时劳拉惊叫道："天哪，我想他明白了！"她巧妙地引用了《窈窕淑女》的经典场景，让我们都带着愉悦的心情结束了这次对话。

直觉思维水平低的影响

和内森一样，直觉思维水平较低的人往往感觉自己的“雷达”无法捕捉到工作环境和群体互动中那些重要但微妙的信息。

难以洞察整体氛围

由于直觉思维水平较低，内森很难感知群体的动态，尤其是在进行展示时，他很难读懂房间内的整体氛围。他专注于想要传递的内容，但他那尚未发展完善的“蜘蛛感应”难以体察到与会者的整体情绪。由于他无法察觉到与会者的不安信号，他不得不依赖劳拉的提示来调整演讲的风格或速度。

缺乏直觉感

如果问题尚处于在表面之下酝酿和发酵的阶段，内森就很难感知到潜在的问题，也难以理解组织中那些微妙的政治。即使他真的能直觉地觉察到有些事情不太对劲，信号也会微弱到无法引起他的注意。然后等到事情爆发出来时，会令他措手不及。相比之下，劳拉的高直觉思维总是向她发送闪烁的告警信号，她也很乐意与内森分享这些信息。

不懂人情世故

如果别人对你不够坦率，你会感觉得到，对吧？这通常被称为BS 探测器。不幸的是，对内森来说，他的 BS 探测器几乎从来不会响；因此，不太正直的高管会利用他来推动自己在组织中的政治野心。要不是劳拉凭借她精明的江湖智慧来解救他，内森还完全意识不到这一点。

发展良好的直觉思维的好处

如果你的直觉思维能够良好运转，你的“内部雷达”会非常敏锐，能够探测微妙的环境线索。这种内部雷达使你能够拥有精准的直觉和敏锐的江湖智慧。此外，它还让你能够在不需要进行有意识思考的情况下就读懂整体的氛围。

培养直觉思维是优化社会领导能力的关键步骤，因为它能迅速把那些看起来不大对劲的事情带到你的意识层面，让你能够更详细地调查情况。有趣的是，根据我们客户的口头反馈，我们发现如果人们忽略了来自直觉思维的信号，相应的问题注定会在此后给他们带来困扰。

核心要点

- 通过直觉思维，你能够在环境中无意识地感知到事情不太对劲或问题可能即将浮出水面。
- 你的直觉思维还会影响你的江湖智慧，如果有人正在试图欺骗你，它能帮助你发现迹象。
- 直觉思维充当着一种大脑雷达，它帮助你在微妙的社交和政治环境中寻找方向。就像拥有一套提前预警系统一样，它让你能够洞察群体动态，并在人际问题可能进一步扩大的时候提醒你注意。
- 在著作《思考，快与慢》中，丹尼尔·卡尼曼将系统 1 称为快思维（从我的角度来看，与直觉思维相关），将系统 2 称为慢思维（我认为它与分析思维相关）。卡尼曼提醒大家，系统 1 思维更容易受到偏见和误差的影响。我完全同意。虽然我们可以利用直觉思维识别潜在的问题，但是在做出重要决策时，我们需要结合分析思维来加以补充。

第六部分

释放大脑习惯的力量

第十八章

心　极

“强大并非源自于强大。强大只能源自于弱小。所以你可以为你的弱点感到高兴，因为它们是你变强大的起点。”

——克莱尔·维克斯博士（Dr. Claire Weekes）

讲完了所有的故事和科学之后，我们发现自己回到了一切的中心：大脑两个半球的阴与阳。如果把每一个知识点看作一条线，我们已经将所有的理解编织在一起，现在我们终于可以翻转这张挂毯来看看它所呈现的图案——对大脑平衡和无意识思维习惯的理解是理解心极的基础。

由于我们要共同面对工作负荷不断增加的压力，我们首先要理解大脑半球的组织连接、两个半球的阴与阳，以及两个半球的分离和关联，这至关重要。一旦我们开始有意识地提升右半球的流体思维能力，我们就开启了升级大脑应用程序的大门。大脑两个半球的平衡能够帮助我们更轻松、更有效地利用左半球的晶体知识。

关键的要点是，这个发展和平衡的过程利用了大脑两个半球的互补能力。理解这一过程至关重要，因为传统的教学方法往往过于关注对大脑左半球的开发，而对右半球在学习新技能的过程中所发挥的重要性了解甚少。因此，对大多数人来说，右半球是以一种自组网、无意识的方式来学习和发展的。

通过优化无意识思维习惯来开发右脑，从而创造更平衡的大脑——这不仅是科学，也是一份邀请，邀请大家一起来为职业生涯和个人生活增添一份泰然。

潜意识成功的核心是要弭平传统教育、培训以及儿童和成人辅导方法中的固有的差距。通过优化无意识思维习惯来开发右脑，从而创造更平衡的大脑——这不仅是科学，也是一份邀请，邀请大家一起来为职业生涯和个人生活增添一份泰然。

大脑平衡是与无意识思维习惯相辅相成的过程。尽管眼下这些无意识思维习惯会使你的产出偏离目标，因而许多人会将它们视为弱点，但是我赞同维克斯博士的看法，应该把它们视为“你变强大的起点”。将每个认知偏离因素培养成一项优势，这个过程就是大脑平衡的开始，它会带你走上通往心极的康庄大道。

什么是心极？

《美国传统词典》对“气”的定义如下：

在道教思想和其他中国思想中，气被认为是存在于万物之中的生命力。传统中医认为，气的循环畅通和阴阳两极的平衡对健康至关重要。

虽然道教和中国哲学充满力量和智慧，但我得承认我不是哲学专家。因此，请允许我借用这个定义，因为这个定义影响了我所谓的“心极”这一概念。

心极是通过有意识地平衡大脑而实现的最佳认知能力状态。当大脑的左右半球能够和谐而又平衡地运转，就会产生心极，如图 27 所示。流体思维和晶体知识毫不费力地结合在一起，持续而又轻松地缔造高水平的认知表现。

许多人时不时会体验到这样一种心智状态——在效率明显更高的同时需要付出的心智能量却更少。通常情况下，人们很难找到这种状态。这通常被称为“进入状态”，它是心极的起步阶段。“进入状态”是大脑平衡的体现，而心极则是通过刻意练习来掌握大脑平衡，使最佳输出变得水到渠成，使成功表现成为潜意识的例行程序。

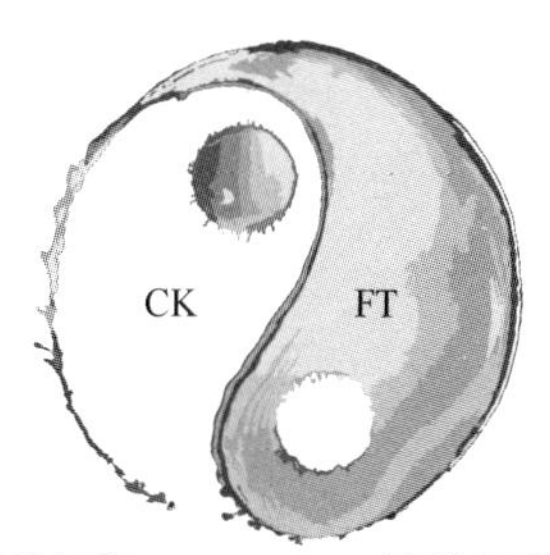

晶体知识 （有意识的思维习惯）	流体思维 （无意识的思维习惯）
传统的教育、培训、培养、教练、辅导模式	在意识阈限之下运转的思维技巧，是生产力和绩效表现的驱动力
关注内容（学什么）	关注过程（怎么学）
学科知识专长	过程认知能力
• 会计 • 营销 • 工程	• 适应性 • 敏捷性 • 应变能力

图 27　通过大脑平衡实现心极

为什么大脑平衡如此重要

阴阳符号所表现的和谐与平衡给了我们启发，我们可以通过一个类比来探讨大脑两侧半球平衡的重要性。如果一个人的一只眼睛视力严重受损，将会严重影响他的驾驶能力。这个人可能只有单眼视觉，这会削弱对深度的感知能力。此外，他的周边视野会显著缩小。在驾驶时，这个人可能会觉得很难判断行人或骑车的人离自己有多远。根据他们视力受损的严重程度不同，他们的驾驶执照可能会受到不同程度的限制，例如限制地理区域、限制行驶速度、仅限白天驾驶等。

只有单眼视觉的人只用大脑的单侧半球来观察道路，这是非常危险的。相比之下，拥有立体视觉的人可以用大脑的两个半球来观察道路。左右半球整合的图像让我们拥有最佳的深度感知，这样才能够更准确地判断距离，而且也会拥有更广阔的周边视野。利用来自两侧半球的输入信号能够提升准确估算汽车与骑行者或行人距离的能力，这对于安全驾驶来说至关重要。

这个类比的目的在于强调，一旦大脑的左右半球不能协调运转，将会面临怎样的复杂情况。依赖你那未经训练的大脑应用程序与依靠单眼视觉驾驶没什么两样。你或许能够勉强应付，但是它会削弱你在个人生活和职业生涯中的整体竞争力。

所以说，参考这个比喻，心极等同于立体视觉。好消息是，每个人都可以实现这种状态。

大脑的爽点

网球、高尔夫、棒球、板球、垒球、曲棍球以及其他类似的运动都会使用“爽点”[㊀]这个术语，剑桥词典将其定义为“在物体表面上存在一个特定的区域，在该区域花费最少的力量——例如击球，却能带来最大的动力”。有趣的是，在我们探讨大脑平衡的过程中也会涉及爽点，因为心极的核心恰恰是“四两拨千斤”。

如果你的左右半球能够以互补的方式运作，你的心智努力和心智能量就能达到最高的投资回报率。

如果你的左右半球能够以互补的方式运作，你的心智努力和心智能量就能达到最高的投资回报率。这种认知平衡会改变一切，它能够提高你的表现和领导能力，增加你的生产力和整体韧性，同时使你更专注。而所有这一切都会在潜意识层面毫不费力地进行。

心极是潜意识的爽点。它能够改变局面。

㊀ 爽点原文 sweet point，直译为“甜区”，意译为“最佳击球点”，考虑到作者引用这个术语作为一个比喻，结合上下文的顺畅性，译者将该术语译为“爽点”。——译者注

认知的“上蜡，下蜡”

还记得《龙威小子》（*Karate Kid*）吗？这部电影讲述的是一个名叫丹尼尔的少年想要学习空手道的故事。他的老师——宫城先生——以一种新颖的方式教导丹尼尔，他分配给丹尼尔一些艰苦的家务，比如打磨地板、刷墙，特别是要给宫城先生收藏的老爷车打蜡。宫城先生在空中做出扫动动作以展示正确的技术，同时指导丹尼尔：“右手上蜡，左手下蜡。上蜡、下蜡。”

不难预料到，这个年轻人会对这些看似琐碎且与空手道毫无关联的任务感到越来越沮丧。丹尼尔的沮丧终于爆发以至于想要放弃也是情理之中。宫城先生停下来给他上了一课，调整他干活的技能并将其与空手道艺术结合起来。丹尼尔虽然沮丧但是仍然坚持下来。直到有一天，宫城先生突然对他发动了一次全面进攻。令丹尼尔感到惊讶的是，他竟然能够轻松地挡住老师的进攻。

这个场景很有冲击力，如果放在心极的背景下，它正是刻意练习的一个完美案例。丹尼尔并不知道，宫城先生指派给他的家务活是专门为了学习空手道而量身定制的。完成这些家务需要重复一系列动作，在这个过程中丹尼尔在潜意识中学会了空手道最基本的手部动作，而这些动作恰好是空手道的基础防御动作。

从丹尼尔的角度看，宫城先生只是让他做了一些随意安排的家务。但是他的老师知道，通过重复这些动作，能够帮助丹尼尔建立“肌肉记忆”，如果他在意想不到的情况下需要做出空手道动作，他所需要的正是这种“肌肉记忆”。通过刻意练习，丹尼尔不知不觉地养成了相应的潜意识习惯，这使他在遭受攻击的时候能够做好准备奋起反击。

《龙威小子》正是心极照进现实的一个缩影。第一步是培养必要的无意识思维习惯，其路径是反复操练量身定制的刻意练习。第二步是增加这些练习的难度，然后将得到强化的能力应用到商业情境和现实生活中去。后者需要提供特定的情境让你能够在无意识的情况下运用相关的认知能力。所以说，心极是一种潜意识认知状态，其特点是这种精神状态既让你有备而来，又让你保持平静，在二者之间实现了平衡。

在认知层面上“进入状态”就是不费吹灰之力的心极。大多数人都有过这种“进入状态”的体会，但是进入状态并不轻松，而且这种状态转瞬即逝——也就是说我们无法掌控这种状态。丹尼尔的训练方式与他的对手不同——放心，我不会把电影的结局剧透出来的。宫城先生对丹尼尔的训练方式有点反直觉，在传统眼光中这种方式让人摸不着头脑。面对这样的训练方式很多人可能早就放弃了，不过丹尼尔坚持下来了，通过持续的练习和对技巧的应用，他实现了逆袭。

丹尼尔所做的家务为的正是培养他下意识地运用空手道防御动作的能力。类似地，我们的客户需要参与复杂程度不断升级的认知活动和认知训练，以此来培养他们的流体思维，这会把他们武装起来，令他们时刻准备“进入心极状态”。

大脑的平衡是因人而异的，它没有放之四海皆准的处方，必须对症下药才能产生效果。这就是为什么需要通过定制化的刻意练习才能实现心极状态，从而使你能够轻松保持在状态之中。虽然我不是空手道老师，但是我了解认知的“上蜡，下蜡”——而且我还能教你一些其他的专业动作。

强化大脑习惯，提升认知优势

现在是时候把所有内容做一个整体梳理了。如果说这本书开启了一段新的对话，那么理解心极带来的益处则是这段对话中不可或缺的部分。在前面的章节中，你已经了解到无意识思维习惯的低效会带来代价多么高昂的阻碍。现在，请允许我提前为你展示一下如果你的无意识思维习惯能够得以优化，进而实现大脑的平衡，你的大脑潜能能够得到充分的施展，那将会是什么样子。

表 6 展示了 10 种无意识思维习惯均达到最佳状态并且彼此协同合作的情况下，会达成怎样的认知优势。在你逐一阅读关于每一项思维习惯的描述时，请花点时间来反思一下你自己的大脑应用程序。你是否对这里列出的某些优势更能产生共鸣？

表 6 通过优化全部无意识思维习惯达成认知优势

支柱一：控制注意力	
专注思维	• 你能够掌控如何运用自己的注意力来提高生产力、绩效和时间管理能力。 • 你不再被拖入拖延的漩涡。 • 你能重新夺回心理能量，避免倦怠，通常每天至少赢得一小时的额外生产力——所有这些都会显著改善工作与生活的平衡。
支柱二：复杂问题解决	
分析思维	• 你能够迅速消化大量信息，并轻松识别哪些细节最重要，这使你能够快速形成相关的见解。 • 你可以快速地、轻松地、准确地定义复杂问题。
创新思维	• 针对一个被明确定义的问题，你可以迅速而又轻松地想出多种创造性的解决方案，而且几乎不需要付出多少刻意的努力。 • 你很灵活，在情况变化时能够迅速地、策略性地、有效地应变。
概念思维	• 你可以迅速地、轻松地根据约定的标准，对复杂问题的潜在解决方案进行评估，然后选择最有利的解决方案。 • 你对自己的决策能力非常有信心。 • 你擅长随机应变，能够在各种专业情境下做出称职的回应。
支柱三：战略、规划和执行	
战略思维	• 你习惯于在开展项目之前退后一步，制订清晰的计划，而不是仓促行动。 • 对于成功的项目结果应该是什么样子，你可以给出简明的定义，而且能够制定清晰的战略演进路径来获得该结果。 • 你能简明扼要地向他人传达战略。
抽象思维	• 你可以迅速而又轻松地规划项目的各个阶段、相关的时间要求和必要的资源。 • 你擅长识别与项目相关的风险，并且能提前化解风险。 • 你能高效委派任务，不费劲、不纠结。

（续）

支柱三：战略、规划和执行	
操作思维	• 你能够像乐团指挥一样专注于通过管理团队来获得目标结果，而不会过度参与执行。 • 你能够进行富有战略性而又实事求是的领导，同时避免过度插手。
支柱四：社会领导力	
非言语思维	• 你能够迅速而恰当地处理非言语沟通并做出反应。 • 你能够理解非言语沟通的秘密代码，并轻松建立信任和融洽的关系。
立场思维	• 你能够顺利地应对复杂的社交和人际关系情境。 • 你具有同理心，能够随时从他人的角度看待事物。 • 作为天生的领导者，你能够激发集体的动力。
直觉思维	• 你擅长观察环境中的信号（例如，在演讲时能够“读懂房间”）。 • 你的直觉感觉非常敏锐，能够对令你感到不安的情况开展调查，从而避免日后遭到意外打击。 • 你的 BS 探测器很灵敏，如果有人试图误导你，你能够迅速发现迹象。

办公室之外的认知优势

一个人实现“心极”的高光时刻也可能发生在企业环境之外。一位客户完成了我们的项目并提出了一个私人问题。作为一名高尔夫爱好者，他与标准杆的差距为六杆，他想要达到标准杆的水平——然而说起来容易做起来难。于是，我们退后一步，看看他如何能在高尔夫比赛中运用无意识思维习惯来达到这个目标。

我们先在脑子里把步骤过了一遍，然后我们探讨了他需要如何对每个球洞进行战略性的规划，并进入一种心极状态，让自己完全进入状态。令人惊讶的是，在没有改变击球方式的情况下，他实现了标准杆水平——这一切的变化都只源于他对这项运动的认知、心理和战略方法发生了改变。

我们都知道有这么一种说法——“我们要更聪明地工作，而不是更努力地工作”，这句话适用于工作和生活的方方面面。通过增强我们的无意识思维习惯来培养大脑的平衡，我们便可以实现心极状态。心极是最终带来变化的扭转因素和差异化因素。

核心要点

- 心极是通过大脑平衡实现的认知上的熟练状态。
- 当大脑的左右半球和谐运转时，流体思维能够提供高水平的认知表现，同时使你能够熟练运用左半球的晶体知识技能。
- 大脑平衡和心极让你能够以最小的努力来提供最多的大脑能量，创造出一种平衡感，从而改善你的职业生涯和个人生活。
- 培养心极的第一步是识别低效的无意识思维习惯。第二步是进行量身定制的刻意练习。第三步是增加这些练习的难度。最后一步是在现实生活中对已经被强化的流体思维习惯加以应用。
- 迅速且持续的变化是不可避免的。心极状态使你能够实现大脑的平衡并获得最佳表现。这反过来使你能够在一个充满变化的世界中勇往直前。

第十九章

重塑大脑，迎接未来

“我们的大脑会终其一生持续进行自我更新，以前我们并不认为存在这种可能性。”

——迈克尔·加扎尼加（Michael Gazzaniga）

好啦，我们的旅途终于来到了终点，希望在这段旅途中，我们一起加深了对于提升流体思维的力量的理解。这是我的目标——强调可能性，并让你看到你有能力成为什么样的人。

正如我在引言中所提到的，我们最近都经历了许多来自外部的干扰，这也引发了相当多的内在的、个人化的纷扰。那种风平浪静、只需要应对渐进式变化的安稳日子早已一去不复返。持续不断的纷扰只会变得更多、更频繁。

我与客户分享过：为了应对这种持续不断的纷扰，你能为自己准备的最好的礼物就是把自己的流体思维明显提升一个层次，这样就相当于把自己武装起来，以便在一个不断变化的世界中茁壮成长。在我做大脑辅导的这些年里，我见证过不少客户通过掌握心极而颠覆性地重新定义了自己的职业生涯。

我见证过大脑平衡推动一个人突破职业的天花板，并为晋升到首席级别的职位做好了铺垫。曾经有一次，我的辅导任务是要帮助一位客户做好担任 CEO 的准备，而他最终成功地转变为一名全球 CEO。我见证了很多客户每天能节省一小时，并且实现了更好的工作/生活平衡。我见证过客户的收入在短短两年内实现翻番，还有一些人在一个季度内达成了全年的利润目标。能够见证领导者们发展出更强大的流体思维，并达成可持续的领导行为转变是我的荣幸。

平衡好大脑的两个半球能够让良好的思维蜕变为优秀的思维，将良好的个人表现转变为卓越的个人表现。

潜意识成功的四大支柱为发展大脑平衡提供了框架，它也是心极的基础。十种无意识思维习惯使大脑在各个领域都能获得提升。它们能够提升绩效和生产力，甚至能够拓展职业潜力和晋升机会。平衡好大脑的两个半球能够让良好的思维蜕变为优秀的思维，将良好的个人表现转变为卓越的个人表现。大脑平衡后，职业发展轨迹将发生巨大转变。关键的是，大脑的平衡还能增加心智能量，这会带来更高水平的适应能力，而在当今这个时代，适应力异常珍贵且非常必要。

“苟着”和“支棱起来”之间的差异

根据世界经济论坛的说法，数字信息干扰的快速发展将我们带入了第四次工业革命的早期阶段。虽然其影响尚处于萌芽阶段，但是世界经济论坛预测我们即将面临一场重新赋能的紧要危机。这场所谓的危机指的是截至 2025 年将有一半的员工需要重新参与赋能培训，到 2030 年将有 10 亿人需要重新培训。重新培训的影响已经开始扰动全球产业的涟漪，并且开始产生深远的影响，这些影响几乎渗透到了组织机构和创业的方方面面。

阿尔文 • 托夫勒（Alvin Toffler）在他 1970 年的著作《未来的冲击》（*Future Shock*）中指出：“未来冲击是指个体在极短时间内经受过多变化而诱发的迷失感和毁灭性打击。”依我看，托夫勒在 50 多年前就预言了世界卫生组织在 50 年后才明确的“倦怠综合征”。

“为了生存，为了避免我们所说的未来冲击，一个人必须比以往任何时候都更有能力、更具适应性。”托夫勒如是说。这又是一个极有远见的预言，它的提出远早于神经可塑性和流体推理概念的诞生。

这正是为什么我如此热衷于让每个人都认识到优化流体思维的重要性。因为流体思维正是托夫勒所说的“更具适应性”的基础，而且流体思维也是敏捷学习能力的基础，而敏捷学习能力正是托夫勒所倡导的使一个人“比以往任何时候都更有能力”所必备的基础能力。

如果能够通过宏大的再培训计划来提升敏捷学习能力，它将成为帮助一个人获得成功的最宝贵的技能和资产。

对于任何一个不满足于“苟着”而是希望能够“支棱起来”的人来说，大脑的升级都是关键所在。需要升级的原因很简单，一方面是持续的干扰带来的负荷增加，另一方面是再培训的需求会给大脑右半球带来压力——这既是因为需要学习新东西，又是因为需要不断适应快速变化的数字环境。如果能够通过宏大的再培训计划来提升敏捷学习能力，它将成为帮助一个人获得成功的最宝贵的技能和资产。

工作量和信息的数量在不断增加，它们的变化速度也越来越快，这会带来客观的压力。行业想要启动再培训，就要求组织机构不断培养领导者和员工的流体思维能力。个人和组织究竟能否妥善地进行学习、应用、适应和应变？认知能力在这里发挥着重要的作用。

检查你的个人大脑应用程序

在对潜意识成功进行探索和理解的旅程中，我们涉足了许多领域。这一路上，我们遇到了许多波折，但是我们尽量不过分较真。你很可能不止一次地在这些故事中看见了身边同事的身影，甚至看到了一些你自己身上的熟悉特质。

现在，我邀请你花一点时间反思一下你当前这一版大脑应用程序的质量。虽然我们需要通过全面的流体思维测试来提供对流体思维能力的客观的、定量的评估，但是通过下面这个简短的定性问卷，也可以让你有机会窥探一下自己的无意识思维习惯。请为列表中的每一个项目打分（从 1 到 10），分数代表你与这些描述的共鸣程度。评分标准如下：

1 … 2 … 3 … 4 … 5 … 6 … 7 … 8 … 9 … 10

不像我　　有点像我　　非常像我

		评分
	支柱一：控制注意力	
专注思维	我很难把精力集中在我的首要任务上。我的注意力经常会被我感兴趣的事情分散，反而无法专注于我需要聚焦的工作任务。	
	支柱二：复杂问题解决	
分析思维	我很难迅速而有效地将复杂问题分解为组成要素。 在处理大量详细信息时我会遇到困难。	
创新思维	我很难针对问题形成有创意的解决方案，特别是在我以前从未遇到过相应类型的问题的情况下。	
概念思维	我很难看到全局，因为我不太理解这些细节与更宏观的规划之间有何关联。 当我必须临场回答问题时，我通常很难迅速想出一个好答案。	
	支柱三：战略、规划和执行	
战略思维	当我面对以前从未遇到过的情况时，我发现很难制定一个原创的战略并为我的团队指明清晰的前进道路。 我很难简明扼要地沟通。	
抽象思维	通过构建项目规划来简明地概述执行战略所需要完成的任务及时间表会耗费我很多的时间和精力。 我也很难有效地委派任务。	
操作思维	虽然我知道我应该退后一步来领导团队，但我仍然发现自己经常撸起袖子与我的团队一起干活。 在处理新项目时，我倾向于直接开干，而不是停下来思考我该用什么方法。	
	支柱四：社会领导力	
非言语思维	我很难察觉到他人的身体语言中微妙的变化。	
立场思维	我经常难以读懂他人的观点。 我发现很难与他人共情。	
直觉思维	因为我很难相信并依赖自己的直觉，所以我倾向于忽视它们，结果发现果然出问题了，又追悔莫及。 我不确信自己是否能够分辨出某人是否坦率。	

现在，请使用以下说明来解读你对每个无意识思维习惯的打分。（请注意，我们不会在最后对各项得分进行加总，因为总分并没有什么意义。重要的是每项单独的习惯的影响。）

7～10 分：不容忽视的认知绊脚石，会对思维、学习、适应和表现产生严重的负面影响。

4～6 分：普通的认知羁绊，会在思维、学习、适应和表现方面产生中等程度到较为明显的负面影响，特别是在压力较高或时间压力较大的情况下。

1～3 分：认知优势，会对思维、学习、适应和表现产生积极影响。

你的表现如何？你是否已经为未来的成功做好准备了？还是你的大脑应用程序需要升级？

如果你想进一步了解如何释放自己的认知资本、发挥自己的适应能力和学习能力，并利用你的大脑潜能来提高表现，我们邀请你对十项无意识思维习惯中的其中一项——“专注思维”——进行免费测评。这项测试会评估你的分心程度以及你控制注意力的能力。请访问：https://www.enigmafit.com/focusedtest，来获取你的免费测评。

致　谢

没有人是一座孤岛。我一直非常好奇大脑是如何利用无意识思维习惯来处理信息并进行思考、学习和适应，进而形成更强大的流体思维的。这份好奇与我和来自各行各业的人在各种商业背景和私人背景下的互动密不可分。

我要感谢那些在这段旅途中鼓励我、支持我的关键人物，感谢他们带给我的收获和启发，使这本书得以问世。

感谢我的妻子 Susan，没有她坚定的鼓励、爱与支持，这本书压根就不会动笔，更不用说完成。Susan 既是我的商业伙伴，也是我的生活伴侣，她一直是赋予我力量的支柱。

特别感谢 Leaders Press 的首席执行官 Alinka Rutkowska，她认为增强流体思维对商业领袖、企业家和所有读者都非常有益，并在这方面拥有独到见解。也感谢我的出版总监 Grace O'Donnell 和 Steven Pamplin，他们在整个过程中引导着我的旅程，从未迟疑。

感谢我的编辑 Anna Paige，感谢她的耐心、指导和专业见解，她花费了大量时间精力将复杂主题的技术细节精炼成简单易读的手稿。她的幽默感在整个过程中带来了非常宝贵的价值，并且给了我很大的支持。

感谢 Alyssa Dukich，在我撰写客户的真实故事时，她利用幽默的风格提供了幽默的内容，使读者可以轻松地与之产生共鸣。这帮我将大脑这个干巴巴的主题转化成了一个易于理解的话题。

Helga Rowe 是非言语测试领域的基础研究领军人物，她开发了面向儿童的流体智力测试。我感谢她为我提供了她的研究的历史背景。Rowe 博士是我真正的启迪者，她已成为我妻子和我的挚友。

感谢我们的项目总监 Graeme Lee，在整个流体思维的旅程中，他展现出了专业的运营能力和技术能力。在整个过程中，他极具创新精神，并提供了极大的支持。

感谢 Julie Thibault，她是一位很好的反馈者，她分享了许多参与流体思维项目的见解，她能够站在读者的视角理解什么内容是有意思的，并给我们提供了指导建议。

感谢 Kate Bradshaw 将复杂的概念转化为简单的图表，以此来帮助读者理解流体思维并帮助他们在阅读中找到方向。

感谢 Jeff Sullivan 在初期阶段对本书的结构和内容提出的重要建议和意见。

感谢 Alan Hamilton 帮助我进行书籍校对——这是非常宝贵的贡献。

最后，我要感谢这么多年来有幸遇到的所有客户，能够与你们合作是我的荣幸。你们为我提供了关于大脑的独特见解，帮助我理解大脑在现实情况下的运作方式。看到你们生活中发生的转变让我感到非常满足。能够有机会辅导这些客户，我深表感激。我也非常感激在与客户合作的过程中，我的团队和同事们做出的贡献和你们给予的集体支持。

术语表

适应能力（adaptability）——通过有意识且有效地改变思维和行为来适应环境变化的心智能力。

灵活性（agility）——一个人能够改变思维和行为以适应环境变化的速度和效率。

双侧大脑（bicameral brain）——在神经科学中，双侧指的是大脑的两个半球，具体来说，是指左右半球彼此不同且高度专门化的角色。

大脑平衡（brain balance）——通过增强大脑右半球来平衡左半球的晶体知识和例行程序，由此而带来的心智灵活性、胜任力、适应性和轻松状态。

认知阻碍（cognitive derailer）——在个体的意识阈限之下的思维或行为的无意识低效性。可以通过针对性设计的流体思维练习将其培养成认知优势。

认知例行程序（cognitive routine）——一种编码，是通过不断重复来强化神经通路而形成的潜意识大脑程序。一个人可以在毫无觉察的情况下自动执行认知例行程序。

认知优势（cognitive strength）——在个体的意识阈限之下的思维或行为的无意识高效性，是一种能够让工作更聪明而非更辛苦的能力。

有意识的心智习惯（conscious mind habit）——个体能够有意识地觉知的习惯。通常与例行的身体活动（如刷牙）或生理渴望（如在压力下吃巧克力）有关。

晶体知识（crystallized knowledge）——个体终其一生积累的知识，包括专业知识、掌握的技能和过往的经验。类似于书本智慧。

刻意练习（deliberate practice）——在我的框架中指的是一种加强大脑例行程序的方法，具体是指通过反复参与具有挑战性的、有趣味性的流体思维活动来强化与特定无意识思维习惯相关的例行程序，日积月累，随着活动变得越来越复杂，相关习惯的强化也逐步巩固。

探究式学习（discovery learning）——通过实际活动进行主动学习的方法，一个人通过探究来学习，对学习的过程和结果具有掌控力，而不是被动接受信息。

效果与效率（effectiveness vs. efficiency）——用于描述和衡量思维能力的术语。效果指思维的质量（高或低），而效率则涉及思维的速度（快或慢）。

流体思维（fluid thinking）——一种原始的认知能力，它使思维的灵活性成为可能，让我们能够快速解决新的问题、抓住新的机会和应对新的干扰。它还能够支撑有效的、高效的学习和新知识的灵活应用。类似于江湖智慧。

流体思维发展理论（fluid thinking development theory）——是我关于人们如何思考、学习和适应形成的假设。该理论专注于在成年期改善右脑的流体思维能力，以创造潜意识成功所需要的大脑平衡。

潜意识成功的四大支柱（four pillars of subconscious success）——发展大脑平衡的核心框架。通过十种无意识思维习惯的顺序系统，建构关于潜意识认知改善的类别体系。

学习敏捷性（learning agility）——快速获取新知识并在新情境下应用该知识的能力。这是一种以流体思维为基础的潜意识大脑能力，而非学术技能。十种无意识思维习惯都会对其产生影响。

心极（mental chi）——通过理想地平衡大脑双侧半球而实现的认知能力状态，让人能够在最佳表现区域从容运转。利用右半球的流体思维快速适应，并促进左半球的晶体知识的有效利用，以实现最佳表现。

神经可塑性（neuroplasticity）——大脑在与环境的互动（如反复的心理和身体活动）中重新建立连接并在生理上改变自身的能力。

新颖性（novelty）——一个人以前不知道或未使用过的事物。它是一种认知挑战，需要运用创新性和适应性的思维方式去应对，因为依靠现有的认知例行程序或既有的知识无法应对这些挑战。

新颖性—常规化理论（novelty-routinization theory）——是以艾克

纳恩·戈德堡的研究为基础对大脑功能形成的观点。他认为大脑左半球专注于成熟的认知例行程序，这些例行程序是基于过去的策略、经验和知识建立的；而大脑右半球专注于认知新颖性方面的挑战。

图式（schemas）——大脑用来组织知识并引导认知过程和行为的心智模型。让·皮亚杰将图式定义为一套相互紧密关联、受核心意义支配的连贯的、可重复的行动序列。

无意识思维习惯（subconscious thinking habits）——发生在个体意识阈限以下的十种思维功能。可以通过定量测量来确定个体的认知优势和认知阻碍。必须对无意识思维习惯进行优化才能实现大脑平衡和心极。

作者介绍

菲利普·约翰·坎贝尔是一位认知科学家和高级大脑辅导教练，也是全球脑力教练和领导力发展组织 enigmaFIT 的创始人兼首席执行官。他致力于研究大脑处理信息的方式以及大脑如何通过自我重塑来增强我们的思维、学习和适应能力。坎贝尔开发了一套突破性的方法，可以用来测量并增强个体的潜意识“流体思维”，这种思维驱动着适应性、敏捷性、绩效表现和领导能力——这些都是在当今这个处于动荡之下的世界中寻求成功的关键要素。在过去的 25 年里，坎贝尔一直在持续不断地为美国、欧洲、亚洲和澳大利亚的财富 500 强高管和企业家们提供教练服务。

坎贝尔是《成功的习惯》（Habits of Success，Leaders 出版社于 2021 年出版）一书的合著者，该书荣登《华尔街日报》和《今日美国》的畅销榜。他曾担任美国商会澳大利亚分会的会长，而且是该商会的多元化与包容性委员会的长期成员。菲利普·约翰·坎贝尔在悉尼的新南威尔士大学获得了认知科学硕士学位。正是在这所大学，他通过与人文学院和信息技术学院的交流，学习到了如何以最优的方式“合纵连横”，让这两个截然不同的学科产生相互补充的作用。

想要进一步了解菲利普·约翰·坎贝尔的工作和成果，请访问：www.enigmafit.com。